不安が覚悟に変わる

心を鍛える技術

秋山ジョー賢司
エグゼクティブ・コーチ

Discover

はじめに

「答え探し中毒」から抜け出そう

数多くある書籍の中から、この本を手にしていただき、ありがとうございます。

「急に不安に押しつぶされそうになることがある」
「他人の目が気になり本音も言えず、いつも誰かに合わせてしまう」
「悩みや問題が頭の中でグルグルして、心がモヤモヤしてつらい」
「理由はわからないけど、生きづらさを感じて、しんどいときがある」
「思い通りに生きてみたい」

今これを読んでいるあなたは、こんなことを感じて、日々悩んでいませんか？

でも、もう大丈夫です。
安心してください。

なぜなら、この本は、あなたが抱える、あらゆる悩みや問題を解決するためにつくられたものだからです。

変化の激しい今の時代、私たちは時代の流れについていくことで精いっぱいです。
変化の上に変化が積み重なり、少し前までの常識やルール、正しいと思っていたやり方はあっという間に通用しなくなります。

すべてが加速する世界では、未来を予測するのがとても難しくなります。
先の見えない時代は、不安をかき立て、その不安がまた別の不安を呼び、それが社会全体に広がっています。

「正しさの押し売り」に疲れていませんか？

しかし、私は、多くの人々が不安を感じている本当の理由は、未来を予測できないことではなく、この加速度的な状況の中で「正しい答えを探しなさい」と、なかば強要されているからだと考えています。

「すべての物事には正解がある」と刷り込まれてきた私たちは、SNS上などで、うまくいっている人たちを見ると「どうして自分だけは、正しい答えが見つからないのだろう……」と葛藤の世界にハマっていってしまいます。

この葛藤の世界にハマっていく感覚が、私にはとてもよく理解できます。というのも、私は長年、正しい答えを探し続けていたからです。

私は若いときから、心から夢中になれるものが見つかりませんでした。だから、何かに夢中になっている人を見ると、どこか羨ましく思っていました。

そのため、「自分が心から熱中できるものが見つかれば、きっと素晴らしい人生を送れるはずだ」と考え、自分を探す旅に出ました。しかし、なかなか見つかりません。

次に私が考えたのは、使命みたいなものが見つかればいいなということでした。

「自分がやるべきことは何か？」

「自分はなぜ生まれてきたのか？」

その答えを探しました。自分が生まれてきた意味が見つかれば、自分は精いっぱい、この命を燃やすことができると考えたのです。

必死になって自分が生まれてきた意味を模索しましたが、やはりわかりませんでした。

「ある日、夢の中で神様が教えてくれるのではないか」と考えたこともありましたが、そんな夢を見ることもありませんでした。

もしかしたら、今のあなたも同じような状態かもしれませんね。

効果抜群のプログラムを
あなたも今日から実践できる

そんな感じで20年間、私は自分の力を発揮しきれずにいました。でも、そんな中だからこそ、行動心理学を学び、購買行動モデル（マーケティングの能力）を身につけ、海の生き物、山の生き物の生態を観察し、人の体（解剖生理学）を探求し、人間のメカニズムについて学び、見つけたことを実践していきました。

そして、ついに1つの答えに到達したのです。
それが、この本でお伝えする**「不安が覚悟に変わる技術」**です。

しかも、その方法を使って、私は〝エグゼクティブ・コーチ〟として、会社経営者や、その道のプロフェッショナルを中心に、年間500回以上のセッションをしています。クライアントの中には、数百億円規模の企業の社長や元プロスポーツ選手などもいます。また、1対1のセッションだけでなく、講演や講習などでも、多くの人の人生をサポートしてきました。

この本は、私がこれまでセッションや講演・講習を通じて伝えてきたプログラムをもとにしています。これから先、どのように進もうか、と悩む人々の指針をつくり出してきた効果抜群のトレーニング法です。あなた自身が一人で実践できるよう、丁寧に、なるべく簡単に書き上げました。

読み進むにつれて、自分が苦しんでいた事柄や理由ばかりか、その対処法までもが明確にわかってくるでしょう。

それに続くのが、この本の最大の特徴である「セルフコーチング（自己対話）」です。一般的なセルフコーチングと大きく違う点が1つあります。それは、「理想の自分」を使うということ。

「理想の自分」があなたのメンターとなって「本当の自分」と出会う。

本書はこの「究極のセルフコーチング」を自然と実践できる流れになっています。

「本当の自分？　大丈夫かな？　できるかな？」と難しく感じるのはもっともです。でも、安心してください。本書を通じて、私がしっかり伴走します。ゆっくり進んでいきましょう。

今日からすぐに使えて「効果のある」「再現性の高い」内容とは？

それでは、本書の内容を簡単にご紹介しましょう。

第1章では、科学的に「不安」や「ストレス」から解放されるための「極意」をお伝えします。また、「不安の正体」を解明します。今のあなたの不安には「科学的な根拠」があるのです。

第2章では、「思い通りに生きることを妨げる5つの間違い」というテーマで、「偽りの自分」をつくり出す5つのパターンについて解説していきます。

章の最初に「本当の自分で生きているか」が一瞬でわかるテストも用意しました。

気になる人はすぐにやってみてください。

第3章では、「偽りの自分」からの脱出について、嫉妬、劣等感、優柔不断、人見知り、後回しという一般的に良くないとされる具体的な状態を改善する驚きの手法を紹介しています。

第4章では、「心を強くして人生の主導権を自分に取り戻す」をテーマに、人生の主役になるための手法「魔法のストーリーテリング」や、自分を活かす天才になる「絶対的なルール」などをお伝えします。これにより自己肯定感が高まります。

第5章では、この本の核となるアプローチ方法「不安が覚悟に変わる心の鍛え方・4ステップ」をお伝えします。これが先にお話しした「理想の自分」をメンターにした「自己対話」です。誰もが今日から実践できるようにワーク形式で、わかりやすく解説していきます。そして、この特別な自己対話が、あなたの中に眠っていた自尊心を呼び覚ましてくれるのです。

心を鍛えれば、明るい未来が手に入る！

私は〝エグゼクティブ・コーチ〟として、たくさんの経営者、実業家の方々に向けて、「コア・マインドプログラム」という私のオリジナルメソッドを使ったセッションを行っています。経営者向けということもあり、それなりに高額ですし、ハードな内容になりますが、だからこそ、皆様、本気で取り組まれています。目覚ましい成果を出されている方も多数いらっしゃいます。

私のセッションで、どのような成果が出ているのかを知れば、あなたも納得、安心して本書を読んでいただけると思います。そのため、私のクライアントの声を一部、ご紹介することにします。

「今のままの自分では周囲の信頼を得ることはできない……」

いつもそんなふうに考えていました。そんなときに秋山先生を知り、プログラムの受講を決意しました。

講義が進むにつれて、自分の本質的な価値観を知ることができ、そして人生の目的ともいえる使命が見えました。自分の使命が見えたので実現したいこと、自分が決めたことに対して躊躇しなくなりました。

事業の売り上げは、ここ2年で過去最高を更新しています。そして、なんと10年間の事業計画が2年間で完成。将来を見据えて事業継承の形も整え、ホールディングス化も完了しました。

（50代　建築関連会社経営者）

ビジネス面では、売り上げが昨年対比で西日本のトップになりました。

以前よりジョー先生のポッドキャストを聴いており、独特の視点やアプローチ方法に興味を持っていました。現状を変えたいという思いと、〝何だか面白そう〟という好奇心から受講を決めました。

ジョー先生から学ぶことによって視野が広がり、課題への対処法の選択肢が増えたこと。置かれている状況や、それに対する自分の感情に振り回されることが少なくなったことが大きいです。今では、振り回されそうになったときでも、メンタルを平静に戻すことができています。

（30代　外資系大手企業管理職）

管理職という立場になって約1年半、目指したいリーダー像やマネジメントのスタイル、メンバーの活かし方などを模索していた頃に先生と出会いました。自分自身の変化として一番実感しているのは、自分の内側に「核（コア）」ができ、外部の影響を受けにくくなり、とても安定感のある日々を送れています。

〝感情に振り回されてしまう〟ことは、ほぼなくなりました。

また、普段は無意識の中に隠れてしまっている価値観などが、自分でも驚くほど言語化できるようになりました。

（40代　東証1部メーカー研究開発部門管理職）

なぜ彼らが圧倒的な成果を出すことができたのか？

それは、私たちの誰もが持つ「人間のメカニズム」を理解し、そのうえで「自らの心を鍛えた」からに他なりません。

心を鍛える。

これは精神論やスピリチュアルな話ではありません。
「人間のメカニズム」に従った、合理的なトレーニング法なのです。

あなたができることからで構いません。一気に生活のすべてを変えようとする必要はありません。無理なくできるところからやってみてください。
そのちょっとした積み重ねが数か月後、数年後、あなたの人生を別次元へと導いてくれるはずです。

さあ、あなたの人生を変える第一歩をこれから踏み出しましょう。

秋山ジョー賢司

目次

不安が覚悟に変わる
心を鍛える技術

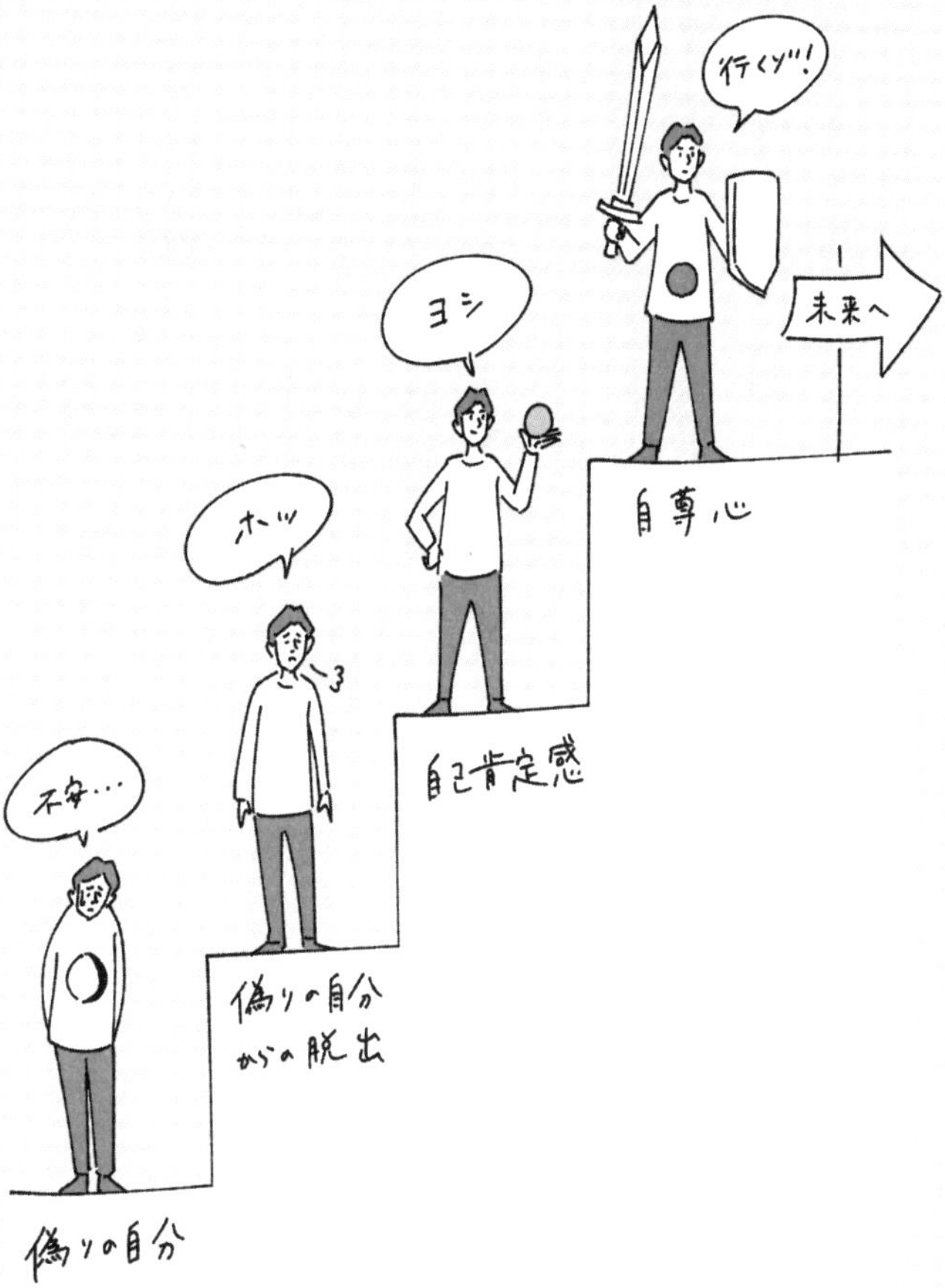

第3章

「偽りの自分」から脱出する

83

第4章 心を強くして人生の主導権を自分に取り戻す

第1章

科学的に「不安」と「ストレス」から解放される

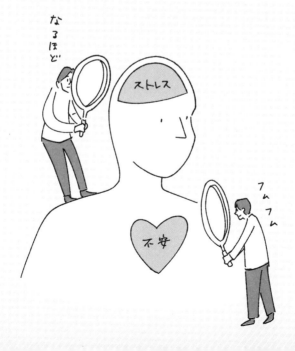

不安の原因を追及しても、不安が消えることはない

あなたは、何かしらの不安や悩みを抱えながらも、日々の生活をこなすことだけに精いっぱいになっていませんか？


「このまま今の仕事を続けていいのだろうか？」

「お金の心配をしなくていいほど、生活を安定させられるだろうか？」

「やりたいこと、好きなことを仕事にするなんて本当にできるのか？」

「将来、結婚して幸せな家庭を築くことができるのだろうか？」

「子どもは幸せに育ってくれるだろうか？」

「いつまで健康に暮らせるだろうか？」

一度でも思考がループしてしまうと、これらの「不安のタネ」は尽きることがありません。そして、その不安をかき消すことができず、いつも悶々としてしまう。

あなたは、こうした不安が〝どこから〟生まれてくるのか、考えたことがありますか？「そんなの、いつでも考えているよ！」と反論する人もいるかもしれませんね。

たとえば、こんな感じでしょうか。

● 毎日不安だ……なんでだろう？
←
● 仕事がうまくいかない。売り上げが伸びない。収入が少ない。
←
● なぜ、そうなるのか？
←
● 私の能力が足りていないから。業界全体が低迷しているから。上司が悪いから。子どもがいてお金がかかるから……。

しかし、残念ながら、そうした「不安の原因」をいくら追及したところで、不安な気持ちが解消されることはありません。

ここで少し視点を変えて、「人間がどうやって不安をつくり出しているのか？」というメカニズムを、科学的に考えてみましょう。

不安の正体は「妄想による身体への影響」

まずはこんなケースを見てみましょう。

将来の不安があるAさん（30代・男性）**の場合**

あーあ、近い将来、ウチの会社もどうなっちゃうのかな〜。なんか不安になってきた。どうしよう……。でも、今から転職なんてできるかな？　いやいや難しいよね。

……ああ……将来を考えたら、ますます不安になってきた。

このとき、Aさんの頭の中では何が起きているのでしょうか？

まずAさんは「自分の未来をイメージ」しています。

● 業績が伸びなくて大変な会社で働き続けている自分
● 転職もできず、どの会社からも必要とされなくなり仕事がなくなった自分

このように、自分にとって望まない未来を、自分を含めた周囲の環境・状況について、まるで映画の背景設定をするかのように、映像としてイメージします。

今、会社の業績が伸びていないという現状がある。

↓

売り上げを上げることができなければ評価されない。役職と給与が下がる心配。

↓

ついには、仕事もなくなり、クビになるのではないか。

転職の面接を受けたとしても受からないのではないか……。

↓

このようにイメージが膨らむわけですね。その妄想と同時にAさんの脳は、そんな大変な状況になったときの「身体の状態」を無意識にシミュレーションします。

「評価されない」「役職、給与が下がる」「仕事がなくなる」「転職もかなわない」という状況になったら自分はどんな状態になるか……。

↓

身体が重い。息苦しい。心臓がドキドキする。視界がぼやける。

フラフラしてしまう……など。

人間の脳内では、自分でやろうと思わなくても、「自動的に」こうしたシミュレーションが行われてしまいます。そして悲しいことに人間の脳は、身体が重い、息苦しいといったシミュレーションの通りになるための「指令」を出してしまうのです。すると、すべての生理的な反応が起こり、実際に身体が重くなり、呼吸が苦しくなり、心臓がドキドキ……。

こうした状態を感じている瞬間のことを私たちは**「不安」**と呼んでいるのです。

身体の変化は、なにも不安だけではありません。グルメ番組を見ていると、急にお腹がすいてきたり、悲しいことを思い出すと涙が出てきたりするのも、脳が身体に指令を出すという「人間のメカニズム」なのです。

「未来イメージ」
↓
「脳内シミュレーション」
↓
「脳からの指令の発動」
↓
「実際に身体の状態が変わる」

人間の脳は、このようなメカニズムで私たちに指令を出すのです。

アメリカの外科医であり臨床心理学者としても著名なマクスウェル・マルツ博士は、次のように解説しています。

人間は機械でもなければ、コンピュータでもない。しかしながら、人間というのは生まれながらにして超高性能で、コンピュータにも似た「成功への自動誘導システム」をもっていて、それを自在に使いこなすことができる。

（中略）

つまり脳と神経系が目標へ邁進するメカニズムを構成し、自動追尾式のミサイルや魚雷がターゲットを探して向かっていくように、自動的に目標を達成してくれるのだ。

（出典：『潜在意識が答えを知っている！』マクスウェル・マルツ著、ダン・S・ケネディ編、田中孝顕訳、きこ書房）

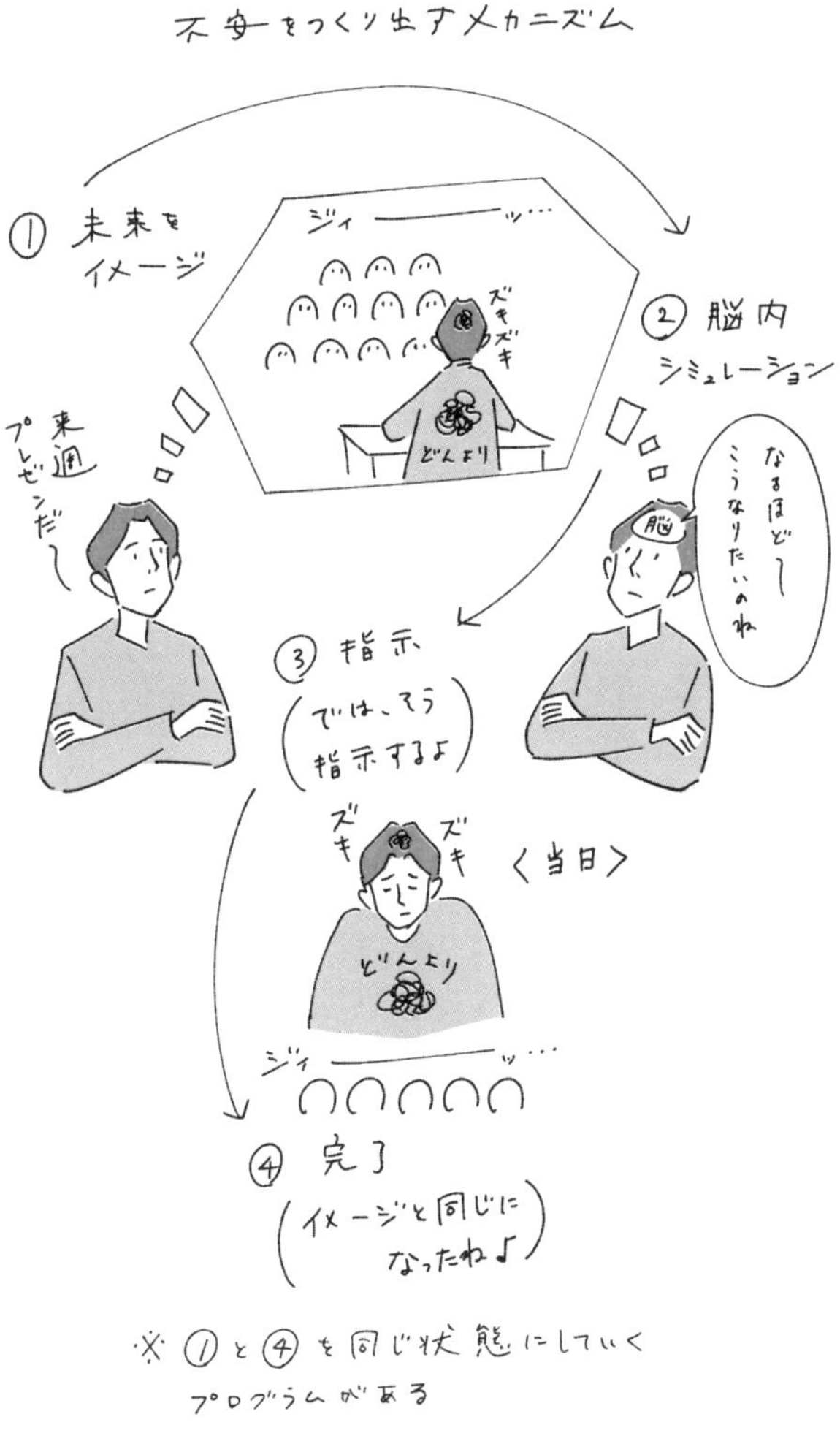
不安をつくり出すメカニズム
①未来をイメージ
ジィーーーッ…
ズキズキ
どんより
②脳内シミュレーション
来週プレゼンだ〜
なるほど〜 こうなりたいのね
脳
③指示
（では、そう指示するよ）
ズキズキ
〈当日〉
どんより
ジィーーーッ…
④完了
（イメージと同じになったね♪）
※①と④を同じ状態にしていくプログラムがある

要するに、一種の自動誘導システムが人間の脳にも備わっていることを、科学的に解明したのです。

「未知と既知の自己理解」が不安解消への第一歩

「う～、明日は大事なプレゼンの日。うまくいくかな？　失敗したらどうしよう」

「このあいだケンカしちゃった彼と来週会うんだけど、許してくれるかな？　嫌われてたらどうしよう」

こうした直近の予定でも、たまらない不安を感じることがあります。

これもまた、人間の〝変えようのないメカニズム〟が働いているからなのです。

すでにお気づきかと思われますが、**人間は、未来＝未だ来ていない＝まだ起きてもいない〝先のこと〟を想像することで、不安を感じてしまいます。**

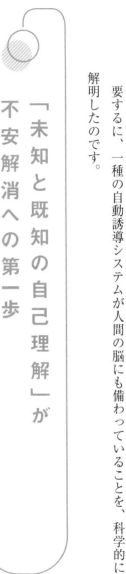

「失敗したらどうしよう、どうなるんだろう？」

「お金がなくなったらどうしよう、どうなるんだろう？」

「あの人に嫌われたらどうしよう、どうなるんだろう？」

「怒られたらどうしよう、どうなるんだろう？」

「仕事がなくなったらどうしよう、どうなるんだろう？」


要するに「未来がどうなるかわからない」から、不安なのです。

逆にいえば、「こうなるだろう」とわかっていることに対しては、不安を感じないのです。


ロジカルシンキングの世界でいえば、こうした「どうなるんだろう？」とまだわからないことは「未知」といい、「こうなるだろう」とすでにわかっていることを「既知」といいます。

両者を簡単に比較すると、左のようになります。

既知

すでにわかっている
①世の中は**こうなるだろう**
②こうしたら**こうなるだろう**
2つの**こうなるだろう**

未知

まだわからない
①世の中はどうなるのだろう？
②こうしたらどうなるのだろう？
2つのどうなるのだろう？

すべてが加速する時代に必要なメンタルとは？

今、世の中は「変革の時代」といわれています。社会構造は崩壊し始め、今までの常識が通用しない時代。2020年からの新型コロナウイルス禍で、変化の勢いは世界的に加速されました。

つまり、**今はまさに「未知」の時代。**

「何が起こるかわからない……これから、どうなるんだろう?」が溢れる時代を、私たちは生きているのです。

それでは実際に、どれくらいの人が不安を感じているのでしょうか?

セコム株式会社が2020年に行った「日本人の不安に関する意識調査」(https://www.secom.co.jp/corporate/release/2020/nr_20200716.html)によると、調査開始から9年連続で7割以上が「最近不安を感じている」と回答しています。中でも、20~30代の女性の比率が最も高く、8割が不安を感じているという結果になったと報告しています。

通用しない「今までの常識」とは、働き方、ビジネスモデル、マーケティングの方法、生活習慣、人との関わり方、教育……あらゆることにおいてです。

リモートワークが一般化され、在宅でもこなせる仕事がいくつもあることが露呈され、「サラリーマンは会社に行く」という常識も変わりました。ITの発達によって、消費生活の常識も大きく変化しています。買い物も、エンターテインメントも、すべてネットで完結。他人とのコミュニケーションも、直接会わずともSNSで――。

こうした変化は、これからもどんどん続くことでしょう。

しかも、その変化のスピードはとても速いものです。

10年前、私たちはNetflixやAmazon Prime Videoなどの〝配信〟方式で映画を観るなんてことは想像しなかったはずです。映画は映画館で、あるいはレンタルショップでDVDを借りてくるのが、かつての常識でした。さらに、もう少し遡れば、「スマートフォン」なるもの一台で仕事も娯楽も完結できる……なんてことは考えもしませんでした。

もちろん、さまざまな変化は、私たちに多くのメリットを与えてくれます。

しかし、「未知」＝「どうなるんだろう？」という不安を生むメカニズムがある以上、「変革の時代」「先の見えない時代」はすなわち「尽きることのない不安の時代」ともいえるのです。

「毎日が不安でたまらない……」という感情は、そもそも当たり前のことです。

あなたは、「日本人は不安を感じやすい」という話を聞いたことはありませんか？「幸せホルモン」と呼ばれる神経伝達物質であるセロトニン。このセロトニンが脳内から減ると、人は不安を感じやすいと考えられています。

そして、このセロトニンの分泌量を決定するのが「セロトニントランスポーター遺伝子」です。

この遺伝子は、セロトニンの分泌量によって「ＳＳ型」「ＳＬ型」「ＬＬ型」の３つに分類されます。そして、日本人の遺伝子は不安を感じやすい「ＳＳ型」が最も多いとされています。一方、アメリカ人は楽観的な「ＬＬ型」や「ＳＬ型」が「ＳＳ型」と比べてずっと多いという報告があります。

これが、日本人は不安を感じやすく、アメリカ人は楽観主義の人が多いといわれる理由の１つなのでしょう。

幸せの形が明確だった「かつての日本」

では、「未知」の反対である「既知」はどうでしょうか？

「世の中はこうなるだろう」「（自分が）こうしたら、こうなるだろう」ということがわかっている状況です。

ここに「どうなるんだろう？」という思いや感情はありません。そう、既知＝不安を感じない状態ということです。


かつて日本にあった高度経済成長の時代……。

「一生懸命働けば、豊かになるよ」

「いい大学を出て、大きな会社に入って、結婚して、マイホームを買って……、それが幸せってこと」

これらが「人生を幸せに生きるパターン」でした。つまり「こうすれば、こうなるだろう」が、すでにわかっている状態だったわけです。

そのため、人々は自分のありたい姿、あるべき姿を描きやすく、その姿になるためにやるべきこと（ゴールの設定、戦略や戦術）も容易に想像できました。

「自分がどこへ向かえばいいか？」という目標が明確であればあるほど、自分が向かう先には〝明るい未来〟が待っていて当然です。

現在のあなた自身のことを考えても、既知＝「こうすれば、こうなるだろう」がわかっていれば「何も不安はない」ということが想像できるはずです。

たとえば仕事においての「こうすれば、こうなるだろう」とは、仕事のやり方がわかっている（既知）ということ。

「〇〇で困ったら、こういうやり方をすればいいんだ」

「△△のときには、あの人に相談すればいいよね」

すでにやり方がわかっている、困難の乗り越え方も知っている……そこに不安は生まれないのです。

正しい答えを知っているから、あとは目標に向かって猪突猛進！　それがかつての私たちの世界でした。

正解のない世界では、あなたが常識をつくる

しかし、時代はとてもスピーディーに変化し、「変革の時代」「先の見えない時代」になり、いよいよ「こうすれば、こうなる」が通用しなくなりました。

「ＡＩが進化し、仕事そのものがなくなってしまうかもしれない」
「新しいＩＴ技術により、これまで培ってきたスキルが無駄になるかもしれない」

「さらなる新型ウイルスが生まれ、社会生活は破綻してしまうかもしれない」
「戦争が始まって、世界情勢がガラリと変わってしまうかもしれない」

そう、変化の可能性には、限界はありません。

そもそも「変革」とは、「〝これから〟をつくり出すためのプロセス」です。言い換えれば「〝今まで〟を否定するプロセス」。

これもダメ。それも無理。あれも不可……「既知」のものじゃダメ！
この先に待つのは、「未知」ばかり……。
現代における私たちは、自分の「進むべき方向」「あるべき姿」の答えを見失ったのです。

たとえば、はりきって起業した経営者……。
今までは、売り上げが順調であるなら、その先を目指すのはたやすいことでした。

「会社を5年で10億円規模の企業にするぞ！」と目標を設定し、そのために「仕組みを導入する」「新規ビジネスに参入する」「組織改革する」など、さまざまな施策を考えることができました。

しかし、先の見えないこれからはどうでしょう。

「今まで通り、経済はちゃんと成長するの？」

「今まで通りのマーケット、これからもあるの？」

「いやいや、そもそもこの事業自体、10年後も成り立つモデルなの？」

つまり、自分が何を目指せばいいのか、また、どこへ向かえばいいのかがわからなくなってしまったのです。

もちろんこれは、経営者に限ったことではありません。

年功序列、終身雇用はとっくに崩壊。「サラリーマンは会社が守ってくれるから安定している」なんてかつての常識は、通用しません。

では、フリーランスだったらいいのか？　もちろん、そんなことはありません。

ＡＩの進化、マーケットの縮小……。「先の見えない時代」は、職種、業種、立場を選びません。

残念ながら私たちは誰もが、これから目指すべき「あるべき姿」がわからない時代を生きているのです。

人間のメカニズムを正しく理解すれば、不安は希望に変わる

- 人間の脳には「未来イメージ」→「脳内シミュレーション」→「脳からの指令の発動」→「実際に身体の状態が変わる」というメカニズムがある
- 先の見えない変革の時代だからこそ、「この先、どうなるんだろう？」は常につきまとう
- 「あるべき姿」がわからず、万人に通用する成功モデルは崩壊している

これらの事実から、あなたはこう思うかもしれません。
「結局、そういう現実がある以上、今後も不安から解放されることはないんだ」
「この先はずっと不安でいなければならない。だって、そういう時代なんだから」

大丈夫！　それは大きな誤解です。

まず、「未来イメージ」↓「脳内シミュレーション」↓「脳からの指令の発動」↓「実際に身体の状態が変わる」というメカニズム……。この人間特有のメカニズムは、実は私たちにとって、とても素晴らしいものなのです。

「起きていない未来をイメージすることで不安が生み出される」
この作用は、次のように変換することもできます。

「イメージする未来が良いものであれば、今のあなたにとっての「いい状態」が生み出される」

そう、せっかくの人間のメカニズムを「不安製造」のためだけに使い続けるのは、実にもったいないことなのです。

「とはいっても、明るい未来をイメージすることなんてできない……」と思われたあなた、ご安心を。

この本でお伝えするのは、あなたにとっての「明るい未来への向かい方」であり、そのために必要な「心を鍛える技術」です。

もちろん私は、「ネガティブ思考をやめて、ポジティブな将来像をイメージしてみましょう！」とか「あなたの未来には、きっと良いことがありますよ！」などと短絡的なお話しをするつもりはありません。

今の不安から解放されて、明るい未来に向かって一直線に進んでいく方法を、またそのための「（自分の）あるべき姿」「本当の自分」の見つけ方をお伝えしていきます。

「自分探し」という罠にハマりやすい人の傾向

「本当の自分」「自分探し」「私だけのミッション」「心の底からやりたいこと」……、今の自分を変えたくて、そのようなことを考え続けている人も多いと思います。あなたもその一人かもしれません。


正直に言えば、実は私自身が、その一人でした。

私も多くの人と同じように、若い頃からいつも「何だか自分は、本当の自分の力を発揮できていないんじゃないのか？」というモヤモヤを感じながら生きていました。

周りには、スポーツや勉強、自分の好きなことに真正面から向き合い、全力を注ぐ人が多くいました。

「すごいなあ」「羨ましいなあ」「感心するなあ」なんて思ったものです。

一方の私はといえば……。

何をやるにも、どこかで熱くなれず冷めた自分がいたり、本当の力を発揮できていない感じでした。何をやるにも〝そこそこ〟の熱量、〝そこそこ〟の実績。そんな〝そこそこ〟な自分に〝そこそこコンプレックス〟を抱いていたのです。

そして私はこう考えました。

「自分が力を発揮しきれないのは、〝本気で〟好きなものがないからだ。だったら、いろんなことをやってみて、〝本気で〟好きになれるものを見つけてみよう」

マーケッター、ダイビングインストラクター、企業幹部、柔道整復師、ブランドマネジャー……、今の立場となるに至るまでの、私の色とりどりの経歴はまさに「自分が〝本気〟で好きになれるもの」を探してきた結果なのです。

もちろん、どの仕事にも全力で取り組みました。やりがいも感じていましたし、困難の乗り越え方も覚えました。

でも、それらもまた〝そこそこ〟だったのです。

「この仕事が好きだ！」という事実に間違いはありませんが、〝本気で？〟〝人生を賭けて？〟と問われれば、キッパリと「イエス！」と言える自信はありませんでした。

そこで私は、考え方を変えてみました。

「〝本気で〟好きになれるものは、なかなか見つからないのか。ならば『得意なこと』『これなら他の人に負けないこと』をつくり出そう」

つまり、「得意なことをやっていれば、本当の自分の力を発揮できるはず……」、そう考えたのです。

私は、さまざまなことについて勉強をしました。いくつもの資格を取得し、今度は「得意なこと」を求めるようになったのです。


しかし、どの業界にも、上には上がいるものです。

私が懸命に勉強しても、その世界において知識やスキルでかなわない人が、まさにゴロゴロいました。

「自分はこれが得意だ！」と思っても、そんな人たちを見ていると「いや、自分なんてまだまだ……」「こんなんで『私はコレが得意です！』なんて胸を張れるわけないじゃん！」と思ってしまうのです。

「実は頑張ってみたけれど、自分はそんなに得意じゃない。だから本当の自分の力を発揮できないんだ」……そうやってあきらめてしまう。

さあ、困りました。

人生の目的を見つける「2つの絶対的真理」

どうしていいかわからなくなった私は、なかば自暴自棄になり、ついには、こう考えるようになりました。

「私は、いつまで悩んでいるつもりなんだ。もう、あらゆる物事なんて〝そこそこ〟でいいじゃないか？　いつまでも『本当の自分の力を発揮したい』なんて、本当に自分はあきらめが悪いな」

実はこのとき「本当の自分の力を発揮したい」と思ってから、すでに20年以上が経っていたのです。

しかし、それと同時にこんな考えも浮かびました。

「あれ？　ちょっと待てよ？　20年以上あがき続けているって、それはそれで結構すごいことなんじゃないか……」

これまでの「やっぱり自分はダメだ」という思いが、見方を変えることで「自分はすごい」になったのです。

「20年以上も『本当の自分の力を発揮したい』と粘り強くあきらめなかった自分はすごい」

自分に対する見方が変わり、少しずつ少しずつ、自分が何をしたいのかが見えてきたのです。そして、そのちょっとずつ見えたものをしっかりと磨きながら、ようやく「本当の自分はこれなんだな」ということに辿り着きました。

そして、私はこれまでの自分自身の物語から、次の2つの真理を学びました。

……

人生の目的を見つける2つの心理

❶「自分はダメだ」「まだまだだ」「結局〝そこそこ〟なんだ」と、自分自身を

否定しているうちは、本当の自分は見つからない

❷「もがいている状態」は、「自分のことをあきらめていない」という証拠

もしあなたが今、「本当の自分」「人生の目的」「自分がやるべきこと」などについて悩み、もがいているとすれば、それは「あなたがあなた自身のことをあきらめていない、自分の可能性を信じている」という証拠です。

先の見えない未来に大きな不安を感じていたとしても、大丈夫です。

本当の自分のあるべき姿、自分の進むべき方向が見えれば、明るい未来をイメージできます。素晴らしい「脳のメカニズム」によって、不安もなくなるでしょう。

これから私と一緒に、本当の自分の力を発揮する術《すべ》について学んでいきましょう。

第１章まとめ

- 不安をつくるプロセスを知ることで、初めて不安に対応できる。
- 不安の正体は、脳内シミュレーションによる「不快な状態」のこと。
- 人間には、イメージしたことを現実にするメカニズムが備わっている。
- イメージする未来が良いものであれば、あなたにとって「いい状態」が生み出せる。
- 「自分はダメだ」と自分を否定しているうちは、本当の自分は見つからない。
- 自分について悩み、もがいているなら、それは自分の可能性を信じている証拠。

※第２章の最初に、今のあなたが「どれくらい本当の自分で生きているか」を測ることができるテストを用意しました。ぜひ、このまま一気に読み進めてみてください。

第2章

思い通りに生きることを妨げる「偽りの自分」を知る

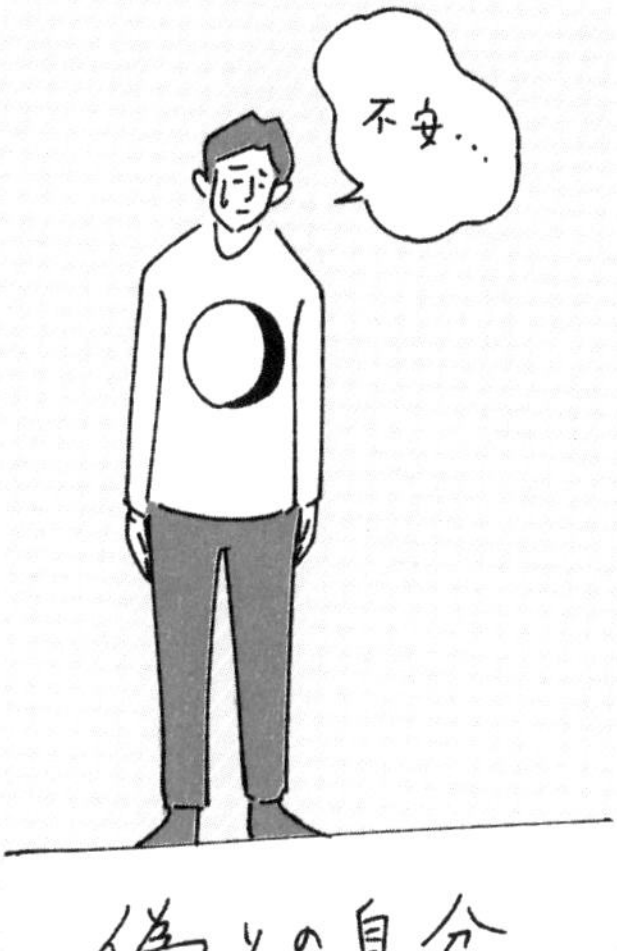

「本当の自分で生きているか」が一瞬でわかるテスト

突然ですが、これから今のあなたが「どれくらい本当の自分で生きているか」を測るテストをします。以下の当てはまる箇所にチェックを入れてみてください。

- □ 自分のことを「サボっている」と思うことがしばしばある
- □ 自分で決めたことが続かないのは、覚悟が足りていないからだと思う
- □ うまくできないのは、私の能力が足りないからだと思う
- □ あの人にはできて、どうして自分にはできないんだと思うことがある
- □ しばしばマウンティングされるのは、自分が弱い人間だからだと思う
- □ 人から評価をしてもらえないと、自分の存在価値がないのではと思う
- □ どうしても人の目が気になってしまう
- □ ポジティブを意識しているが、心のどこかで何かから逃げている気がする

いかがでしたでしょうか？

チェックが1、2個ついた人

▼まずまず本当の自分で生きることができています。

チェックが3、4個ついた人

▼残念ながら「本当の自分」ではなく「偽りの自分」で生きています。

チェックが5個以上ついた人

▼本当の自分を見失っている状態で、完全に「偽りの自分」を本当の自分として生きてしまっています。

私たちは無意識のうちに自分で自分を騙している

これから本当の自分の「あるべき姿」を見つけて、不安のない人生を進むあなたに、まず知っておいていただきたいことがあります。

それは、**「今のあなたが〝偽りの自分〟であるかもしれない」**ということ。

別に、これはオカルトな話ではありません。

「本当の自分」の逆が「偽りの自分」。

もしあなたが「今、本当の自分で生きることができていない」と感じるならば、それはあなたが「偽りの自分」である可能性が非常に高いというわけです。

「偽りの自分」とはイギリスの小児科医で精神科医でもあるD・W・ウィニコット

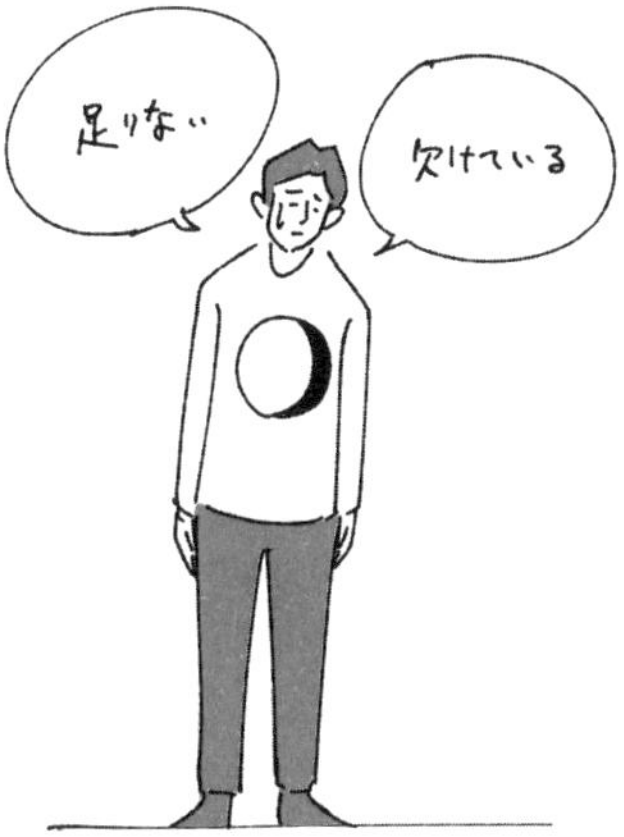

偽りの自分

が、子どもの精神分析臨床の中から見つけ出した概念です。

「真実の（本当の）自己」を隠蔽する、防衛的な機能を持った構造のことをいいます。

では、「偽りの自分」とは、どんな自分なのでしょうか？

- 自分はどこかが欠けている
- 今の自分には何かが足りない

「偽りの自分」で生きている人は、いつもこのような感覚を持ちながら生きています。

イメージとしては、前のページの図のように、自分の身体の中に大きな穴が空いている……という感じ。

そして、その穴を埋めようと、さまざまな努力をしたり、試行錯誤してみたり、あるいは自分や他人を責めたりします。

つまり、明確な答えがなく、いつも漠然と「もっとこうなりたいのに……」と思い続けて、もがいているわけですね。

また、「偽りの自分」で生きている人は、仕事の目標、成果や結果を、自分の穴を埋めるために使おうとする傾向があります。

たとえば「社員が生き生きと働く会社をつくりたい」といった理想を掲げて独立したけれども、その裏には「経営者としてみんなから尊敬されたい」といった隠れた願いがあるといった感じです。

もしあなたが「偽りの自分で生きている」ならば、あなたは「偽りの自分に騙されている」ということになります。

「自分を騙す？　そんなことありえないでしょ。それならそれで、自覚してやっているはずだし……」

あなたはそう思うかもしれません。

しかし、残念なことに、ほとんどの人が「自分」に騙されているのです。

「偽りの自分」には5つのパターンが存在する

私は、これまでにいろいろな方の相談を受けて「偽りの自分」についての研究を進めてきました。そこで判明したのが、「偽りの自分」には5つのパターンが存在するということでした。

パターン❶　尊敬されたいモード

パターン❷　優秀さの証明モード

パターン❸　被害者モード
パターン❹　マウンティングモード
パターン❺　偽ワクワクモード

ではこれから、1つずつ、それぞれのパターンを紹介していきます。自分がどのパターンに当てはまるか、考えながら読んでみてください。問題は認識できなければ解決することはできません。まずはここから始めましょう。

偽りのパターン1「尊敬されたいモード」

R社長は、常に「部下から尊敬されたい」「社長として認められたい」と思っていました。

2代目社長であるR社長は「自分は現場経験が浅いので、部下からの信頼が薄い。だから古くから会社にいるベテランの部下が自分の指示を守ってくれない。尊敬もしてくれない」と考えていました。

…………………………

彼のその考えは、彼自身の言動に影響を与えていきます。

「これをお願いしても大丈夫かな？」

部下に仕事の指示を出すときにも、気づかないうちにお願い口調になっていきます。また、部下に注意を促さなくてはならないときにも、「まあいいか」「あまり強く言わないほうがいいな」と遠慮をしてしまう……。

結局、相手は、社長が何を言いたかったのかがわからないままです。

このようなことが日常的に起こることで、R社長は（結果として）部下から信頼を得ることができなくなりました。

「ウチの社長は何だか頼りないね」

「まあ、尊敬できないね」

偽りの自分のせいで、現実が自分の願いとは裏腹なものになっていったのです。

…………………………………………………………

この「尊敬されたいモード」は、経営者やリーダー層といった〝人の上に立つ人〟に多い偽りのパターンです。文字通り相手から「尊敬されたい」「信頼されたい」「好かれたい」と、受動的なモードになっている人が陥りがちです。

なぜそのモードになってしまうのか？　そこには3つの理由があります。

1つめは、常に「自分は尊敬されなければならない」という考えを強く持っているからです。

優秀な経営者、見事に部下を率いるリーダーを見たときに、私たちは尊敬の念を抱き、信頼します。また、子どもにとって立派な「親」も同様ですね。そんな人たちを見て、「人の上に立つ人は、みんなから尊敬されるもの」「尊敬されなければ人の上には立ってはいけない」と思い込んでしまうのです。

実際のところ、人材派遣会社の株式会社ジェイックが行った2021年度「新入社員研修アンケート」によると、理想の上司は「人間的に尊敬できる」という回答が1位でした（https://www.jaic-g.com/news/pressrelease/news-1370/）。このような部下からの視線を感じることもあり「尊敬されたいモード」が加速するのでしょう。

しかし、私たちが尊敬している人たちは、決して「尊敬されたいから」という思いで成功をなし得たわけではありません。「自分が本当にやるべきことは何か？」と考え、常に自分と向き合い、全力で行動しているだけなのです。

次の理由は、（社員や家族など）メンバーに「自分についてきてほしい！」という思いが強くなるということです。メンバーがついてきてくれなければ、経営者は事業を進めることはできません。家族がついてきてくれなければ、家庭は成り立ちません。そのためメンバーに対して、「自分から離れてもらいたくない」という気持ちが強くなります。

しかし、その気持ちが強くなりすぎると、自分と向き合うのではなく、相手の反応を気にしてしまう……。つまり、何でも受け身の人生になってしまいます。

これは、「迎合行動」と呼ばれるもので、自分を低く見せることで相手を持ち上げようとする心理が働いているのです。

3つめは、相手を幸せにしてあげたい、やりがいを持たせてあげたい、という気持ちから「みんなを幸せにするのは自分の役割だ！」と思ってしまうことです。

誰かの幸せを願うのは悪いことではありません。ただ、その人を幸せにして「あげる」ことと、その人の幸せを強く「願う」ことは、似て非なるものです。その違いを明確に意識しなければなりません。

また「やりがいを持つかどうか？」も相手次第です。やりがいが持てるような環境をつくるところに、本来の〝人の上に立つ〟人の役割があるのではないでしょうか。

これら3つの理由から、経営者や役職者の多くが「尊敬されたいモード」という偽りの自己像を生み出し「批判されないこと」に最大の価値を見いだします。その結果、自分で状況を判断しリスクを取って主体的に動くことができなくなっていくのです。

偽りのパターン2「優秀さの証明モード」

ＩＴ関連会社勤務のＣさんは、ＩＴに関する知識もビジネスの経験も豊富。仕事においてとても高い能力を持っている部長です。しかし、彼は自分のチームをうまくまとめることができずに悩んでいました。

なぜチームがまとまらないのか？

実は彼、自分の部下が困っていると、すぐに「自分はこうしてきた」「自分ならこうできるけど」とやり方を教え、自分の知識や経験則を一方的に押しつけていたのです。

彼は本気でそれが部下のため、部下にさまざまな知識を得てもらい、成長してもらうための有効な手段だと思っていました。でも、部下には、「C部長は自分の能力をひけらかしている人」「何だかえらそうな人」と映っていたのです。

もちろんCさんには、そんなつもりはありません。

しかし、彼の深い部分では常に「自分は優秀である」ことを、みんなにわかってほしいという承認欲求があったのでした。

「部下のために」というCさんの思いも、「あの人は能力をひけらかしている」と思われてしまい、空回りの毎日です。


……………………………………………………………………


「偽りの自分」で生きている人の中には、無意識に「自分の能力を認めさせたい！」と強く願っている人がいます。

過去において「努力をして能力を高めてきた人」にこの傾向が強く出ます。このような人は、努力してきたとはいえ、これも無意識のことですが、まだどこかで「自分はまだまだ」「どこか欠陥があるかも」「うまくいかないのは自分の責任だ」と感じています。

その結果、「自分は（能力を）認められていない」と思い込んでいきます。

これがそんな人に空いた「穴」。

そしてその穴を埋めようと、他人に対して、良い成績や高い能力を示すのです。

「そうそう、それ知ってる」

「僕もやったことがあるよ」

「こんなふうにやるといいんだよ」

「うんうん、君の言いたいこと、わかるよ」……。

相手に認められたいがために、無意識のうちに言葉の端々で「自分はわかっているから」ということをアピールし、〝優秀さの証明〟をしてしまいます。

この優秀さの証明については、スタンフォード大学心理学教授のキャロル・S・ドゥエックも著書の中で次のように言っています。

自分の能力は石版に刻まれたように固定的《フィックスト》で変わらないと信じている人——硬直《こうちょく》マインドセット＝fixed《フィックスト》 mindset《マインドセット》の人——は、自分の能力を繰り返し証明せずにはいられない。

（出典：『マインドセット「やればできる！」の研究』キャロル・S・ドゥエック著、今西康子訳、草思社）

優秀さの証明モードに入っている人は、自覚がなく、もちろん悪気もない人がほとんどです。「相手が楽しめるように知らないことを教えてあげている」「相手の仕事がもっと早く進むように、いいやり方を教えてあげている」と、常に「（自分のためではなく）相手のため」と考えているのです。

しかし、その奥にある自分の承認欲求……「もっと認められたい！」が知らず知らずのうちに漏れ出して、相手に伝わってしまうのです。

偽りのパターン3「被害者モード」

……歯科医のH先生は、K県内でトップクラスの規模を誇る歯科医院を経営しています。患者さんへの対応やサービスなど、H先生の独創的なアイデアで、医院はグングン業績を伸ばしていきました。

しかし、そんなH先生には悩みがありました。それは、月1回の業界勉強会で自分の話をするときに、とても憂鬱になることでした。その理由は「周りの歯科医の先生は、みんな口にこそ出さないまでも、心の中では『この先生、たいしたことないな』『安易な経営だな』と思っているんじゃないか」という被害妄想。

業績を伸ばしている立派な歯科医院の先生でも「みんなが悪く思ってるんじゃないかな」と、一人悩んでいたのです。

…………………………………………

自分がバカにされている、責められている、ないがしろにされている、下に見られている……。常にそう感じている人も「偽りの自分」で生きている人といえます。

自分自身に何か欠陥があると感じているので、「相手は私を責めてくるのではないだろうか？」「私の意見は非難されるのではないか？」と、いつも警戒しています。

相手の発言や行動すべてが、自分を批判しているように感じてしまうのです。

おわかりのように、こうした「被害者モード」に入っている人は、一見「相手はどう感じているだろう？」と、相手に対して矢印が向いているように思えますが、同時に、「相手は『私を』どう思っているのだろうか？」と、自分自身に矢印が向いているのです。結局、気になるのは「相手のこと」ではなく「自分のこと」なのです。

偽りのパターン4「マウンティングモード」

女性起業家のSさんは、とても勉強熱心な努力家です。

でも彼女は、いつもどこかで腹立たしさを感じていました。なぜなら、社員も顧客も何となく自分のことを避けていると感じてしまうからでした。

実はその要因は、Sさんの言動と態度にありました。誰に対しても、つい上から目線になっていたのです。「まだ、できないの？」「私が若いときは、こんなもんじゃなかった。もっとハードな状況の中で頑張ってきたよ」などと、自分……の立場や過去の実績を引き合いに出して相手を攻撃していたのです。

自分の立場や地位、関係性を使って相手の上に立とうとする人もいます。これも「偽りの自分」で生きている人のパターンの1つです。

そもそも、なぜこのような人は〝マウンティング〟をするのでしょうか？

生態学では、マウンティングする行為のことを「攻撃ディスプレイ」と呼んでいます。この行動は、体の大きさなどで優劣関係がつかなかったときに行われるとされています。つまり、力が拮抗しているときに起こりやすいのです。

もうおわかりですね。

実はマウンティングをしがちな人は、自分自身に対して「自分は本当は弱い」「本当はダメなところがある」と感じているわけです。

そして、その部分を悟られたくない、バカにされたくない、隙を見せたら攻撃されそうだと感じています。

そのため、「先に自分が相手を攻撃すれば攻撃されない」との思いから、常に相手に対してマウンティングしようとするのです。

人間は、相手が自分より上か下か、相手はどれくらい力があるのかという危険を察知する〝センサー〟を持っています。

そしてそのセンサーは同時に、自分に対して相手がどんな意図で発言してくるのか、ということも感じ取っているのです。

もしあなたのメンタルの奥に、自分の力、立場を誇示して相手にマウンティングしようという気持ちがあれば、それは相手に伝わってしまいます。

ただ困ったことに、マウンティングは自己防衛のための無意識の行動であるため、自分では気づけないのです。

偽りのパターン5 「偽ワクワクモード」

Mさんは、常に新しいことに取り組むのが好きな女性です。現在は、半年後に立ち上げる新規事業の計画を練っている最中。

「人生はワクワクを持って生きよう！」

「自分の可能性を信じよう！」

それが彼女の口癖です。

「いつもポジティブで前向き」と周りからも評価されているMさんですが、自分と違ってポジティブでない人を見るとイライラしてしまうそうです。


…………………………………


「偽りの自分」で生きている人は、なにもネガティブな人たちだけとは限りません。

ポジティブな状態でも、自分の穴を埋めようと「偽りの自分」で生きている人がいます。

「好きなことをして生きていこうよ！」

「自分の夢を追いかけようよ！」

そう明るく前向きに語っている人の中にも、実は自分に何かが欠けていると感じ、穴を埋めるために必死になっている人も多いのです。

臨床心理学に「躁的防衛《そうてきぼうえい》」という言葉があります。

受け入れがたい状況が起きたとき、その不安を軽減しようとする無意識の心理的メカニズムです。

落ち込んだときに、わざと明るい自分を演じる……なんてことは、誰しも経験があるかと思います。この**偽ワクワクモードは「先の見えないこと、本当の自分のあるべき姿がわからない」ということから目を背け、「世の中はワクワクしたほうがいいんだ！」と〝無理矢理〟不安を押さえ込もうとしているのです。**

しかしそれも、自分の穴を埋めるための行い。ワクワクしていると思いつつも、心のどこかで常に不安を感じています。

多くの人が「偽りの自分」に騙される本当の理由

「偽りの自分」で生きる人間には2通りあります。

● 「偽りの自分」に気づき、自分を超える人
● その状態の自分に気づきながら、向き合おうとしない人

自分と向き合うのは、怖いものです。

実際私もそうでした。「私は悪くない。このままでいいんだ！」と、かたくなに自分と向き合うことを拒否したりしました。しかし、そうも言っていられないといざ向き合ってみたら「やっぱり自分はダメなヤツなんだ」と、どんどん落ち込んでいってしまったり……。

でも、それは「正しい（自分との）向き合い方」を知らなかっただけなのです。

あなたもそうではありませんか？

ではまた、少し事例を見てみましょう。

飽きっぽいAさんの場合

……Ａ「私って飽きっぽいんです。何でもいつも途中で飽きてしまって、なかなか

物事を続けられないんです。『継続することが大事』って、よくいわれるじゃないですか？　でも、本当に継続ができない性格で困っています……」
私「……そんなことないですよね」
A「本当なんですって！」
私「ちなみにAさん、いつから飽きっぽいんですか？」
A「もうずっとです！　小学校の頃からです」
私「なるほど、Aさんすごいですね。小学校の頃から『飽きっぽい自分』を継続しているじゃないですか」

………………………………

このやりとりは、何を意味しているかわかりますか？
Aさんは「自分は続けることが苦手」という思いから、「自分は『継続する』という能力を持っていない」と思い込んでいます。
しかし、決してそうではありません。Aさんは「飽きっぽい、すぐやめる」＝「新しいことを始める」ということを、ずっと継続しているわけです。小学生の頃からこのパターンを変えていません。にもかかわらず、Aさん本人は、自分自身を〝継続ができない人〟と思い込んでいます。そう、「オマエは継続ができないヤツなんだ」と、自分に騙されているのです。

頑固なBさんの場合

Ｂ「私って頭が固いというか、自分の考えを変えることができなくて、よく人とぶつかってしまうんです」
私「頭が固い？　そんなことないですよね」
Ｂ「いや、絶対そうです！　本当なんです！」
私「では、どうなりたいのですか？」
Ｂ「この頭の固さをどうにかしたい……。頑固な性格をやめたいんです！」
私「頑固をやめたいという柔軟な発想を持っているじゃないですか」

「頑固」というのは、「自分の考えを変える気がない」ということ。
しかし、Ｂさんは、「私は頑固だけれども、それを変えようと思っている」という柔軟な発想をしています。にもかかわらず、「私は頭が固い。考えを変えることができない」という「前提」で自分を捉えてしまっているのです。

「自分に騙されている」……その感覚がつかめてきましたか?

では、次の事例を読んで、この場合の騙しを暴いてみてください。

ネガティブなCさんの場合

C「私ってめちゃくちゃネガティブなんです。いつもマイナスなほうに物事を考えてしまうクセがありまして……。それに何事にも消極的で、ダメな人間ですよね」

私「で、Cさんはどうなりたいのですか?」

C「無理だと思いますが、ポジティブになりたいです!」

私「ポジティブになってどうしたいのですか?」

C「些細なことを気にしないで、積極的にいろいろなことに挑戦していきたいんです」

私「おお! ポジティブ!」

さあ、いかがですか？

そう、「ポジティブになりたい！」、そう言った時点でCさんはポジティブになっていますよね。そこに気づかずにCさんはいつも「私はネガティブな人間だ」という固定観念で自分を捉えています。だから自分に変化を起こせないままでいるのです。

ではもう1つのパターンを見てみましょう。

優柔不断なDさんの場合

D「私、優柔不断なんです。なかなか決断ができなくて……。いつもどうしたらいいんだろうって、迷ってしまいます」

私「え？　Dさんは、本当に優柔不断なんですか？」

D「はい！（キッパリと）」

……………………

もう、おわかりですよね。

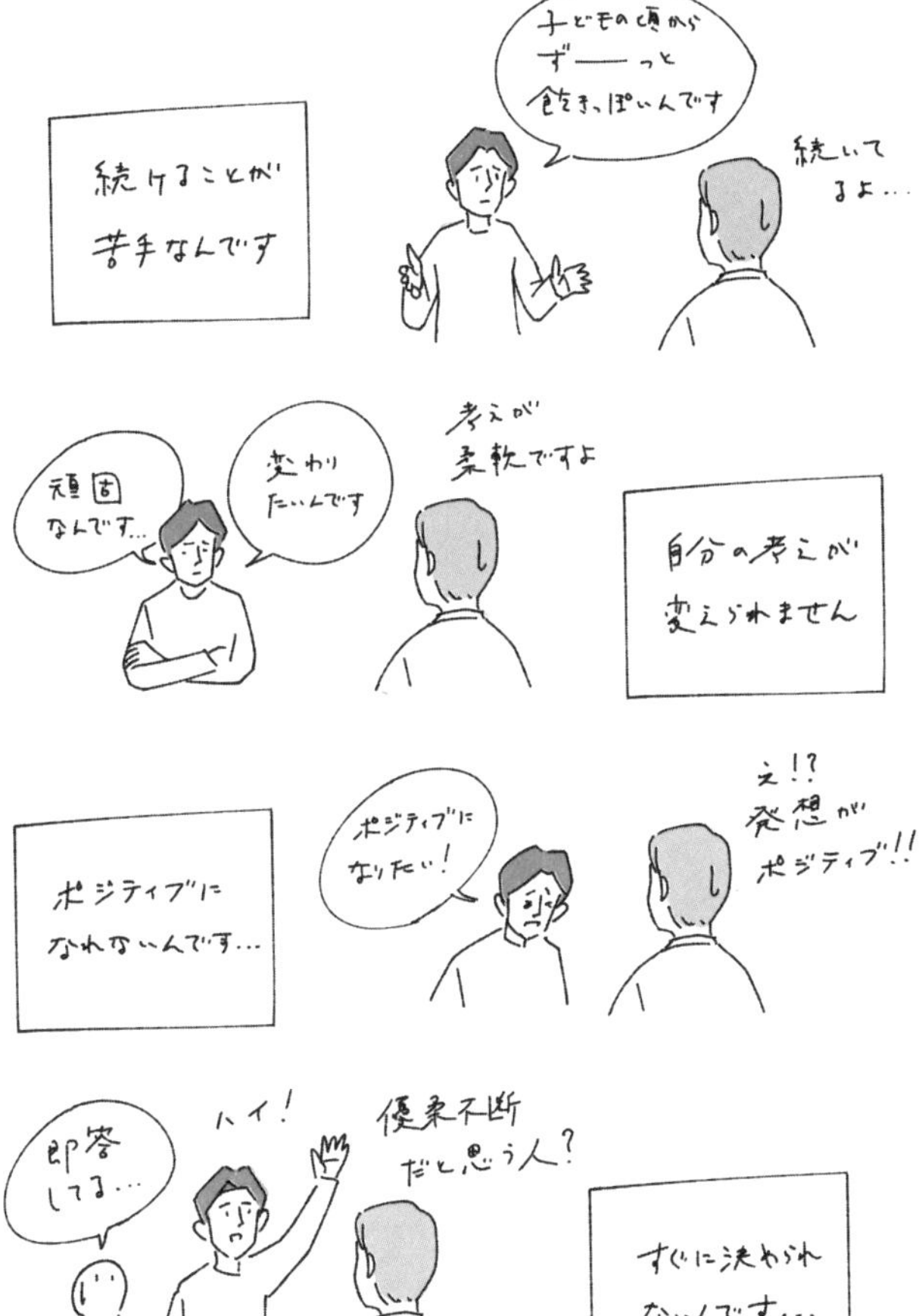
続けることが
苦手なんです
子どもの頃から
ずーーっと
飽きっぽいんです
続いて
るよ…
頑固
なんです…
変わり
たいんです
考えが
柔軟ですよ
自分の考えが
変えられません
ポジティブに
なれないんです…
ポジティブに
なりたい!
え!?
発想が
ポジティブ!!
即答
してる…
ハイ!
優柔不断
だと思う人?
すぐに決められ
ないんです…

Dさんは、私の問いに対して「はい」と即答しています。
本当に優柔不断な人なら、そこも迷ってほしかったですね（笑）。

人間が持つあらゆるプログラムをフル活用する

「継続する」
「考え方を変えていく」
「ポジティブに考える」
「決断する」

これらはすべて、人間が本来持っているプログラムです。こうしたメカニズムがない人は、この世に存在しません。

それにもかかわらず、多くの人が、「人間が脳内で、どんなことをしているか」を知るための視点を持っていないために、自分を浅く捉えて、不必要な思い込みをしてしまっています。

自分に騙され続けている限り、「偽りの自分」から抜け出し、不安のない、本当の自分を生きていくことはできません。

自分に騙されないためにも、しっかりと人間のメカニズムを理解する必要があるのです。

第2章まとめ

- 「本当の自分」でないと感じるなら、「偽りの自分」で生きている可能性が高い。
- 「偽りの自分」には5つのパターンがある。自分のパターンを知ることは自己理解につながる。
- 5つのパターンとは、「尊敬されたいモード」「優秀さの証明モード」「被害者モード」「マウンティングモード」「偽ワクワクモード」である。
- 「偽りの自分」とは「自分はどこかが欠けている」「何かが足りない」と身体の中に大きな穴が空いている感覚がある状態のこと。
- 人間のメカニズムを理解すれば、「偽りの自分」に騙されなくなる。

第3章

「偽りの自分」から脱出する

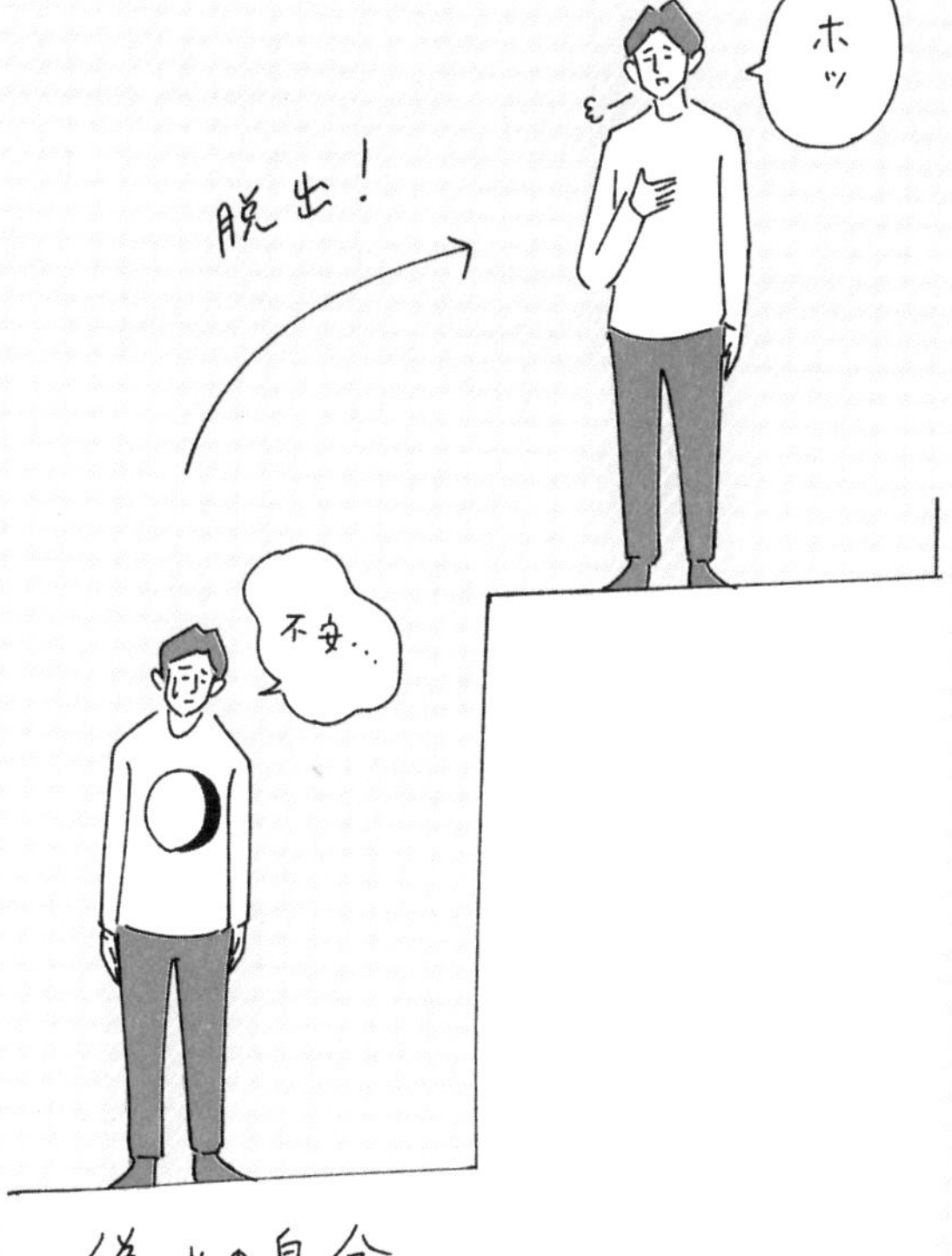

自分を進化させる「心のメカニズム」

まずここで、あなたに考えてもらいたいことがあります。それは「問題を解決できる人」と「問題を解決できない人」の違いです。

この違い、あなたはわかりますか？

問題を解決できる人は、実は「解決策」をすぐに考えません。「今、何が起きているのか？　それがどのような流れの中で起きているのか？」を正確に捉えることから始めるのです。

「自分を変える」場合も同様です。

「自分を変えるにはどうすればよいのか？」
「何かいいメソッドはないだろうか？」
「どんな方法だったら効果があるんだろう？」
「誰に聞けばいいんだろう？」

このような形の自問自答で、すぐに解決策を求めてしまうと、その結果、「あれもやらなくては、これもやらなくては……」と、優先順位がつけられずにタスクだけが増え続けて迷走してしまいます。やがては解決策を求めて〝スピリチュアル〟的なものに頼りきってしまったり……。

やはり、自分を変えるためには「心のメカニズム」について、正しく理解しておく必要があります。

そこで、この章では次の5つの現象について取り上げます。

- 嫉妬
- 劣等感
- 優柔不断
- 後回し
- 人見知り

こうした、あなたを悩ませるさまざまな現象が、どのような心のメカニズムによって生み出されているのかを理解し、そのうえで、それらの悩みや問題から抜け出す方法について、誰もが再現できる形でお伝えしていきます。

「嫉妬」を攻略する

なぜ人間は「嫉妬」を繰り返すのか

「なぜ、あの人にはできて、私にはできないの？」

「私だってできるはずなのに、どうしてあの人だけがいつも活躍するの？」


こうした他人への嫉妬は誰もが感じることですが、一方で「できれば嫉妬せずに生きたい」と思うのも本音。

自分に自信を持って、他人のことを妬んだりすることのない「おおらかな人」でありたい。そう思うのはもっともなことです。

それでも私たちは、嫉妬してしまう。


では、なぜ人間は自らの心に嫉妬をつくり出してしまうのでしょうか？

その心のメカニズムを見ていきます。

❶嫉妬の卵が生まれる

自分よりうまくやっている人を発見する。

その人が輝いて見える。

このときの「なんであの人は……」という、あなたが発する心の声が「嫉妬の卵」となります。

❷自画自賛する

次に意外なことに、人は自分を自画自賛し始めます。自分の能力を想像し、「私にだってそれくらいできるさ」「私もそのくらいになっていいはず」と、自分に誇りを感じるのです。

❸現実を見る

相手はすでにうまくいっていて、成果が出ている。他人から評価されている。

「私にだってできるはずなのに、あの人の立場にいられるはずなのに……でも、できていない」

自分の置かれた現状、現実を再認識するのです。

④ 理由を探す

「なぜ、あの人はうまくいっているのか？」

「一方、なぜ、私はうまくいっていないのか？」

その理由を考え始めます。ただし「私は本来ならばうまくいっている」という前提付き。

つまり、

「あの人は運がいいから、うまくいっているんだ」→「私は運が悪い人」

「私だって本当はうまくいくのに、頑張っていないだけ」→「私はサボっている人」

このどちらかのパターンで自分を責め始めるのです。

この「自分を責める」ことで、「嫉妬」が生まれるというのが、心のメカニズムになります。

また、嫉妬深い人は、行動力が落ちます。

その理由は「私はできるはず」「私はできていない」という2つの矛盾したメッセージに縛られているからです。

この状態を「ダブルバインド」といいます。「ダブルバインド」とは文化人類学や精神学の研究を行っていたグレゴリー・ベイトソンの発表から始まったものです。

「最初のメッセージ」と「最初のメッセージを否定するメッセージ」を受け取ることで、この矛盾から動けなくなるという現象です。

できるはずだからそれを証明するために「やらなければならない」状態。

一方、やってみたら「できない」ことが証明されるからできない状態。

こうして、いつの間にか行動力が低下してしまうのです。

「嫉妬深い人」と「何も感じない人」の違い

「あの人は私よりうまくいっている」

そう思ったからといって、そこですべての人が嫉妬を発動させるわけではありません。当然のことながら、嫉妬する人もいれば、何も感じない人もいます。

この違いは、どこから来るのでしょう?


実は、嫉妬しやすい人のメンタルには、ある背景があります。


「なぜ、あの人はできるんだ?」

「私だってできるのに」

「でも、できていない」

「あの人は運がいいからできているんだ」

「私ができていないのは、頑張っていないから」


これらの言葉から、想像がつくかもしれません。

「できている/できていない」

そう、**他人に嫉妬しやすい人の根底には、「能力依存」があります。**

努力して能力を高め、何らかの実績を上げた経験がある。頑張って頑張って、それで結果を出したことがある。「私は頑張ってきた！」という経験がある人こそ、実は他人に嫉妬しやすい傾向にあるのです。

ここでちょっと、ある事例をお話ししましょう。

大手アパレル会社で働くTさんは、仕事には全力を注ぎ、いつも努力を怠らず、周りからも評価されています。その高い能力、実績の素晴らしさから、同期の中では最も早く課長になりました。

しかし最近、3年ほど後輩の社員が自分と同じ地位に昇進。Tさんはイライラとストレスを強く感じ始めました。

「なんで、あの子が私と同じ立場なの？　数年前まで何もできなかった、あの子の面倒を見て、仕事を教えたのは私のはずなのに！」

さらにTさんは、自分の会社にも矛先を向けます。

「会社はなんで、あの子を評価するんだろう？　何もわかってない！」

そしてTさんのイライラとストレスは、仕事とはまったく関係ないところにまで及びます。

SNSで知人が仕事で成功したり、プライベートでうまくいったりしているのを知ると、「よかったねー」と思う反面、「あの人にも先を越された。私だっていつも頑張っているのに……」という思いが出てくるようになってしまいました。

能力が高い。頑張っている。もちろん、それは決して悪いことではありません。

ただし、Tさんのように「能力が高いんだから、私には価値がある！」と強く思いすぎていると、いつの間にか自分の中に強大な嫉妬心をつくることにもなります。能力の高い人を見ると、その人が「自分の存在価値を脅かす人」に思えてしまうという心のメカニズムが働くわけですね。

もしあなたが今「自分は嫉妬深いタイプかな？」と感じているのであれば「心の奥底で何らかの〝自分の能力〟に執着していないか」を考えてみてください。

嫉妬が消える「3ステップ」

ではこれから、今すぐできる「嫉妬する自分」を超えていく方法を紹介します。

ステップ① 自分の〝現状〟を知る

「私は自分の存在価値について〝自分の能力〟に頼りすぎている」

この現状を受け止めることがポイントです。

そして、次の事実を理解してください。

「私は自分の能力を、自分の承認欲求を満たす材料としていた」

ステップ② 相手を知る

「嫉妬心を感じる相手。その人は、私を嫉妬させるために生きているわけではない」

ということを自分に言い聞かせましょう。

相手は相手のするべきことをしているだけ、自分の人生を生きているだけです。

ちょっと厳しい表現ですが、「嫉妬するのは、あなたが自意識過剰になっているだけ」なのです。自意識過剰なんて恥ずかしいと思いませんか？

だから、あなたも「あなたの人生」を生きればいいのです。

ステップ③ 能力の使い方を変える

自分が「何をしたいのか？」「何をすべきか？」を考えます。すぐに思いつかなければ、「誰を助けたいか？」を考えても構いません。あなたの能力は、そのために使うのです。

大切なのは、能力の使い方を変えていくこと。自分の優秀さを示すため、認めさせるために使うことをやめましょう。あなたの能力はそんなことに使うべきではないはずです。大切な人や世の中のために使っていきましょう。

先ほどの事例で紹介したTさんに、このアプローチ法を行ってもらいました。

そこから見えてきたのは、Tさんは後輩の昇進によって「自分が尊敬されなくなることが怖かった」「自分の居場所がなくなるのが怖かった」という気づきでした。

「劣等感」を撃退する

私はTさんに、もし、自分の存在が否定されないとしたら、自分の能力を誰に、どんなことに使いたいのかを尋ねました。

するとTさんは、スッキリした表情で「私の営業手法を業績が伸び悩んでいる人たちに教えたいと感じました」と言いました。実はTさんは、入社当初はまったく営業が取れず、懸命な勉強と実践の末に営業力を身につけたのです。

Tさんの答えを受けて私が「そんなことをしたらあなたの居場所がなくなるのでは？」と尋ねたところ、「いいえ、そんなことにはなりません。なぜなら、私に課せられているミッションは、『会社全体の営業力を上げること』ですから（照）」とにっこり笑って言いました。

ぜひ、嫉妬で悩んでいる人は、この方法を実践してみてください。

現代人が陥る「劣等感」のメカニズムを解明する

「あーあ、私はなんでダメなんだろう……」
「どうせ俺なんて……」

自分に〝ダメ出し〟をしてしまう、いわゆる自己評価が低い状態。そんな「劣等感」には、実は多くの人が見逃しがちな大きな「落とし穴」が潜んでいます。

では、人間がどうやって劣等感をつくり出しているのか？
その心のメカニズムを解明して、落とし穴を暴いていきましょう。

❶「すごい」と感じる

「あの人はすごい！」
誰か他人を見て、そんな感情が芽生えることから、劣等感を抱く心の動きが始まります。

❷ ダメダメ3連コンボ

相手をすごいと思った後は、心の中でなんとつぶやくでしょう？

「（それに比べて）私はダメだ」

「どうせ無理だ」

「いつもダメだ」

私が「ダメダメ3連コンボ」と名づけたこれらの言葉をつぶやくと、劣等感をつくるのはとても簡単になります。

❸ 自分を攻撃する

さらにあの手、この手で自分を攻撃していきます。

「だってあのときも……」

「昔からそうだから」

「ろくな人生じゃないよな」

「ホント情けなくなるよ」

こうして「自分のことが嫌い」と感じる状態までいけば、「劣等感」は完成です。

ただ、ここで考えていただきたいのが、**「本当に自分のことが嫌いなのか？」**ということです。

あなたは「セルフ・ハンディキャッピング」という言葉を知っていますか？

これは何かを行う際、自分にハンディキャップをつくり出しておく心理的行為のことです。劣等感を感じている人の状態は、この心理的行為と同じです。

実は劣等感を感じながら落ち込む人は、心の奥で「本当は私はダメな人ではない！」と思っています。つまり「自己評価が高い」のです。

本当にダメな人であれば「私には、良い結果を出すのは無理ですね」と明るく受け入れるでしょう。

でも、それを受け入れられない。「本当はそんなはずはない」「私ならきっとできるはず」と、理想の自分が今の自分を責めているからです。そして、心の深い部分では、自分が自分をそんなふうに思っていることに気づかないフリをしています。

それはそうですよね。

「本当は私、もっとできると思っています」、この本音がバレると、「じゃあ、もっとしっかりやればいいじゃん。結果も出ていないのに何言っているの?」と違う形で自分から責められてしまいますから。

そのため、「私は自己評価が低い」と自分に暗示をかけているのです。ちょっと複雑な二重の暗示ですね。

「私はダメなんです」と落ち込んでいる人は、実は自己評価が高い。

これが劣等感の盲点であり、落とし穴になります。

誰もが自然と「劣等感」を手放せる驚きの手法

ではここで、劣等感に囚われずに前に進むための良いアプローチ方法を2つご紹介しましょう。

方法① できる・できないに囚われない

何かをやるときに、できるか・できないかを考えるのをやめましょう。

「あの仕事、どうせ自分にはできないだろう」とか「そんな難しいこと、自分には無理だ」なんて考えてはいけません。できるか・できないかは、いったん置いておいて、行動する。つまり、ただ「やって経験すること」に集中しましょう。

すると、次第に、「できる・できない」にかかわらず「やっている私自身に勇気を感じる」ようになります。

そう、**劣等感を抱いている人は、できないことに苦しんでいたのではなく、〝勇気がない自分〟を恥ずかしい存在として卑下していたわけです。**

方法② 「誰かのため」にやる

「私はできないんだ」ということは、自分のことを心配しているということ。要するに、意識が自分に向いているわけです。少し強めの言い方をすると「自意識過剰」になっている状態です。

ならば、意識を外に向けましょう。たとえば「家族のために、やる」「チームのために、やる」「お客様のために、やる」など、自分が何かにトライする際には、自分以外のものに意識を向けていくのです。


脳には「社会的報酬」といって、神経伝達物質であるドーパミンが大量に分泌され心地よさを覚えるような仕組みがあります。社会を形成することで生き抜いてきた人類ならではの仕組みなのかもしれません。

このドーパミンは「やる気ホルモン」ともいわれています。ドーパミンはあなたの劣等感からの脱出をサポートしてくれるでしょう。


もし「私はできない」「なんでだろう」「どうしてできないんだろう」という思いが湧き上がったなら、「ストップ！　そうじゃない！　できる・できないではなく、経験することにこそ意味がある」と自分に言い聞かせましょう。

「私が劣等感を感じて動けないでいるのは、〇〇（家族・パートナー・チーム・お客様など）

のためにならない」

そして、**それができるか、できないかではなく「経験する」ことに意味がある。**

そこに意識を戻して、自分を動かしていくのです。

たとえば、仕事で大きなプロジェクトを任せたいと言われたときに「できる・できない」というジャッジではなく**「経験するか・しないか」**のジャッジで判断すればいいわけです。

さらに「経験するか・しないか」のジャッジで迷ったときには、**「『何のために』『誰のために』やるのか」**を明確にすればいい。

自分と向き合い「何のためにやるのか？」「誰のためにやるのか？」を明確にすることで、意識を「自分」ではなく「目的」に向けることができ、何事にも積極的に取り組めるようになります。そう、行動が桁違いにパワフルになるのです。

劣等感というのは、多かれ少なかれほとんどの人が感じています。あなただけではありません。

ただ目を背けてはいけないのは、**劣等感とは、自己評価が高くなっている結果、意識が相手ではなく自分に向きすぎている状態**であるという事実です。

意識を「目的」または「誰か」に向けましょう。そうすることであなたはまた力を取り戻していくことができるのです。

「優柔不断」を克服する

実は完璧主義者に「優柔不断」が多い理由

「えーっと、どうしようかな」
「あっちとこっち、どっちがいいんだろう？　どっちもいいんだけど……」

「私って、本当に決断力がなくて困っているんだよね」

自分の優柔不断さに悩んでいる人は本当に多いです。

グズグズ考えてしまう、判断が遅い、自分の意見がまとまらない……。

ビジネスでもプライベートでも、そんな人は「ダメな人」というのが常識になっているようです。

なぜ「決められない」のか？

人間の脳内にある、優柔不断のメカニズムを見ていきましょう。

たとえばここに「A」と「B」という2つの選択肢があるとします。

人間の脳は、選択肢に対して、未来のシミュレーションをする癖があります。

- Aを選択したらどうなるか？
- Bを選択したらどうなるか？

もちろん、より良い結果になるほうを選びたいですよね。

しかし、優柔不断な人は、「どちらがいいか？」だけでなく、「どちらが嫌か？」のシミュレーションまで、たくさんしてしまうのです。

「Aはここがいいけど、でもこうなったらどうしよう」

「Bはここは大丈夫なんだけど、ここは嫌だなぁ」

マイナス面についてのシミュレーションをする時間が長くなると、その人のステイト（内的状態）は下がっていきます。

理由は、第1章でお話しした「不安を生み出すメカニズム」と同様です。

脳がマイナス面をイメージしているので、そのイメージに合った状態になるための生理的な反応が起きるのです。


そしてここからが重要になります。

マイナスのシミュレーションをたくさんした場合、ステイトが下がった状態で、どちらかを選ぶという「決断」をしなくてはなりません。

決断とは「リスク」を取ること。

要するに、**ステイトが下がり、落ち込んだ状態で決断しようとすると、「失敗したくない」「損をしたくない」「後悔したくない」という気持ちがより強くなります。**

だから、結果的に、なかなか決められなくなるのです。

たとえば、初めてのデートで、どのプランにすれば相手が喜んでくれるかを一生懸命考えて、たくさんシミュレーションして、シミュレーションしている間に時間だけが過ぎていき、結果、行きたかったお店の予約が埋まってしまい、計画そのものがダメになってしまう——。

そう、優柔不断な人は、マイナス面でのシミュレーションをする時間が長くなることでリスクを取れない状態を自らつくっているのです。

ちなみに優柔不断で悩んでいる人は、自分の優柔不断という性格をどのように解釈しているのでしょうか？　おそらく、「怖がり」「リスクを取らない（取れない）タイプ」「自分の意志が弱い」といったことだと思います。けれども本当は、優柔不断な人は、リスクが取れない内的状態を自分でつくっているだけであって、決して怖がりだったり、リスクを取れない人ではないのです。

「マイナス面でのシミュレーションをする時間が長くなる」という表現を言い換えるのであれば、「常にベストな選択をしようとしている」ということ。

つまり、**AとBのどちらがベストなのか……、そこには、より良い結果を出したいという「結果へのあくなき追求心」があるのです。**そう捉えれば、「こっちのメニューもいいけど、これも捨てがたいな〜」とランチ時の注文に時間がかかるような人も、何だか素敵に見えませんか？

とはいえ、あなたが優柔不断に悩んでいるかもしれませんので、もちろん解決策もお伝えします。

一瞬で決断できる「シンプル思考」のつくり方

ステップ❶ 言い聞かせる

「私は常にベストな選択をしている人なんだ」

まず自分に対してそう言い聞かせましょう。あなたは、簡単に妥協しない「追求心の強い人物」なのです。

ステップ❷「常に」をやめる

人生に柔軟性を持たせるために「常にベストな選択をすること」を手放しましょう。

「今日のランチはベストな選択じゃなくていい」

「今日の時間の使い方はベストでなくてもいいかな」

このように、60点でも楽しめる自分、6割の自分でも許せる自分、60%のクオリティでも大丈夫という自分をつくっていきましょう。

ステップ❸「メリット」だけで決める

リスクを回避するためのマイナス面＝「デメリット」を考える時間が長くなると、自分の決断を受け入れることが難しい状態になります。

決断をするとき、「それを選択したら、どんな良いことが得られるか？」というメリットだけで決定をしていきましょう。

具体的には「でも、これを選んだら……」とマイナス面に意識が向いたら、その時点で、すぐに思考を止めるように心掛けてください。

ステップ❹デメリットで選ぶ

デメリットを見ないようになってきたら、最終段階に入ります。

今度はもう一度デメリットを見て、そして決断します。

決断とは「決めること」と「断つこと」です。「断つ」とはすなわち「デメリットを受け入れる」こと。要するに、この段階でデメリットを受け入れられる自分をつくっていくのです。

ＡかＢかで悩んだときに、それぞれのデメリットを考察し、「どちらのデメリットを受け入れるか」という基準で選択してください。

この❶〜❹のステップを繰り返すことで、自分の中に「強さ」を育んでいきましょう。

特別編：ストレッチをかける

4つのステップでも十分なのですが、さらにメンタルを強化したい人には、次のような方法もあります。それは**「よりチャレンジングなほうを選ぶ」**ということ。

「どちらかで迷う」ということは、実は「どちらでもOK！」ということでもあります。それならば、より自分の成長が望めるほう、よりチャレンジングなほうを選びましょう。

この場合の良い点は「自分はチャレンジしている」という高揚感が行動を後押ししてくれることです。

優柔不断から脱出したいと願っている人に、実際に、この4つのステップを実践してもらいました。

❶を理解してもらった後、❷では、仕事に着ていく服を選ぶ際に「70点ならOKとして、それ以上、迷わない」「ランチでは、お店は選ぶけれど、何を食べるかは5秒で決める」としました。

最初のうちは抵抗があったようですが、だんだんと〝ベストでなくても大丈夫な自分〟に気がつき始めました。

そして❸で、何かを判断していくときにメリットを見て決めていくようにしてもらいました。これもはじめはとても難しかったようですが、どれくらい自分がマイナス面をイメージしている時間が多いかに気づいてもらえました。

最後の❹で、再度デメリットと向き合ってもらいました。ここまで来て、初めてデメリットと向き合えるようになったようで、最悪のシナリオが本当に起きたとしても、それを受け入れて対応する覚悟を基準に判断ができるように好転していきました。

「後回し」の自分と決別する

面倒くさいがなくなる「後回しにしない技術」

「あー、この仕事、面倒くさそうだな」

「まあ、後でやればいいか」

そうやって、やるべきことをつい「後回し」にしてしまうことって、ありますよね。

そして後になって……「うわあ、間に合わない。あのときにやっておけばよかった」

「なんであのときにやっておかなかったんだろう」と落ち込む。

「次からは絶対に後回しにしないぞ」と心に誓うものの、後回しの癖は直らない。


あなたもそんな自分を「気合い」や「精神力」で何とかしようと考えたことがありませんか？

しかし、ここは人間が持つ「後回しのメカニズム」をひもとくことで、悪癖を直すようにしましょう。


なぜ人間は「後回し」にしてしまうのか？

それは……

① 難易度を判断する

さあ、自分の元に何か仕事が飛び込んできました。

そのときに私たちは、反応的に「（仕事の）難易度」を判断します。そして「この仕事は難しそうだ」と判断したら、そこから「面倒だなあ」「嫌だなあ」という思いが生まれます。あなたにも経験があるはずですよね。

② 仕事をポンと後ろに投げる

後ろに投げる……要するに「（この仕事は）後でやろう」と決める、ということ。

なぜ後ろに投げてしまうのか？

それは「時間が経てば何とかなる」という無意識の前提がそうさせているのです。

ただし、この「何とかなる」には、根拠があります。その根拠は、私たちの「視覚イメージ」によるもの。

今、あなたがスイカくらいの大きなボールを持っているとします。それを遠く後ろへと放り投げるところをイメージしてみてください。ボールはあなたの手を離れ、遠くへ転がっていく……。するとボールはだんだんと小さく見えてきますよね。

大きなボールも、遠くへ放り投げると小さく見える。この「小さく見える」という視覚イメージによって、脳は「遠く後ろへ放り投げると、簡単に（小さなことに）なる」と思ってしまうのです。

面倒な仕事（大きなボール）を後回しにする（後ろに放り投げる）。すると後で何とかなる（小さく見える）。さらに「私はやるつもりがないわけではない。後でやっても大丈夫だと思っている。だから後回しにする」というロジックが自分の中にでき上がります。

これが後回し癖のメカニズムなのです。

自動的にすぐやる人になる「アンドロイド・アプローチ」

後回し癖から脱却するためのメンタルへのアプローチとして、「アンドロイド・アプローチ」という手法があります。

人間が物事を後回しにするときに、まず考えることが、難易度を判断して「面倒だなあ」「嫌だなあ」と思うことです。この思うこと＝思考が、あなたの行動を止めている原因になります。

そのため、「面倒でも、これをやれば後が楽だ」「嫌でも、これをやれば評価が上がる」と、先のイメージとしての〝明るい未来〟を考えて自分を動かしていく、というアプローチもあるでしょう。

しかし、「アンドロイド・アプローチ」は、そういった方向のものではありません。実はこの方法、成功する人や成果を出す人は必ずやっているのです。

それではアンドロイド・アプローチの4ステップを紹介しましょう。

ステップ① 自分を「アンドロイド」だと思い込む

脳内のスイッチを1つ押すだけで、目的に向かってオートマチックに動いていくことができる……。あなたは高性能なアンドロイドです（という設定をします）。

ステップ② タスクを決める

「今からやること」を明確にします。

報告書を書く、○○さんに連絡する、企画書作成に取り掛かるなど、今すぐ始めるべきタスクを決定しましょう。

ステップ③ スイッチを押す

目的に向かって動き出す脳内のスイッチを押すことをイメージしてください。それと同時に、そのタスクを実行するために身体が勝手にサクサク動いていくところをイメージしながら身体を動かしていきます。動かしながら、ひたすらその動きを観察しましょう。

ステップ④ 感心する

「おお！　このアンドロイド、すごいなー！　ここまでできるんだ……。私だったら面倒でできないのに。助かるわ〜」

このように自分の動きにあえて感心しましょう。そうすることで、タスクを終えたときに、エネルギーを消費した、疲れた、という感覚にならずに済みます。

最初は難しく感じるかもしれませんが、やっていくうちにだんだんと普通にできるようになります。

「回数をこなすとうまくなる」というのも、人間のメカニズムの優秀さ。大いに活用しましょう。

また、このアンドロイド・アプローチは、ライティングの際にも、とても有効な手法です。

書くものの目的を設定し、自分の中のオートマチックのスイッチを押す。するとその目的に合わせた文章が降りてきてくれます。それをひたすら入力するのです。自分で考えて書いているというよりも、手が勝手に動いているというような感じになってきますよ。

なお、**アンドロイド・アプローチを行うにあたって、一点注意してほしいことがあ**

ります。それは、この最中は、他のことを一切考えないようにするということです。

「あれ？　あの仕事どうなったかな？」「そういえば部下からの報告はまだかな？」といった、今やっていること以外のことは、絶対に思考しないでください。

「（アンドロイドのように）機械的に動く」と聞くと、何の思い入れもないやっつけ仕事をしていると感じるかもしれませんが、実はまったくの逆です。

考えないということは、そこにあるものを注意深く観察し、感じ取り、対応しているということなのです。

この「機械的に動く」ということは、多くのトップアスリートが朝のルーティーンで用いている手法でもあります。

彼ら彼女らは言います。

「機械的に動くことで、どんどん自分の身体が整う。そしてメンタルが静かになっていく」

皆さんもこのやり方を自分のものにして「後回しする自分」から脱却していきましょう。

あるクライアントに、アンドロイド・アプローチを徹底的に実践してもらった事例を簡単にご紹介します。

まず、最初はアンドロイドの感覚に慣れてもらうために、日常の着替えや掃除などを、「アンドロイドである自分が脳のスイッチを押したことで勝手にやっている」という捉え方に変えていってもらいました。その次に、仕事でのメールの返信や報告書を書くときに、この手法を使ってもらいました。

初めは少し戸惑っていたものの、だんだん慣れていき、今ではメール返信、報告書だけでなく、見積もり、プレゼン資料の作成など、いろんなことを後回ししないでできるようになっています。

「おかげで、じっくり考える必要がある案件について、たっぷりと時間を使えるようになりました」と喜びの声をいただきました。

「人見知り」をなくす

多くの人が悩む「人見知り」の深層心理

「初めて会う人と話すのが苦手」

「話をしたい人がいても自分からは声をかけられない」

こういう人も少なくありません。


人脈が大事、コミュニケーションが大事といわれている世の中で、「人見知り」の人もまた、自分のそんなメンタルに悩んでいるでしょう。

しかし、人見知りの人がなぜ人見知りなのか？

実は多くの人がこの原因を理解していません。

「自分に自信がないんだろう」「人が怖いのだろう」……、そんな感じで済ませているのでは？

人見知りといわれている人は、本当は「自分と相手の領域を尊重している人」なのです。

このことを生態学的に見てみましょう。

人間を含めた生き物には、「バウンダリー（境界線）」というものが存在しています。

バウンダリーには3つの種類があるので、それぞれ紹介します。

❶ 身体的バウンダリー

空間的バウンダリーともいわれ、動物界では顕著に見られます。動物の種類によって相手を自分にどれだけ近づけさせてOKかという、実際の「距離」が設定されています。

たとえばインパラのような草食動物は、ライオンがある程度の距離まで寄ってきたら逃げるなど、その「境界線」が設定されていると考えられています。

もちろん私たち人間にも身体的バウンダリーがあります。あなたの周りにも、会話をするときにちょっと距離が近い人、あるいは逆にやたらと距離を取りたがる人がいるでしょう。それは、その人の持つ身体的バウンダリーによる違いなのです。

この身体的バウンダリーのことを、心理学では「パーソナル・スペース」と呼んでいます。これは、心理学者のR・ソマーが提唱したもので、自分が心理的安全を確保できる相手との空間的距離を指します。

❷ 思考のバウンダリー

人は誰にでも、その人なりの考えというものがあるはずです。それが思考のバウンダリー。

コミュニケーションの場において、この思考のバウンダリーを無視してしまうシーンがよく見られます。

人にはその考えに至った背景や、大切にしている価値観があります。

にもかかわらず「なんでそう思うの？」「それっておかしくない？」「その考え方は違うよ！」と、相手の考えをすぐに否定してしまう。あるいは反対に「そうそう、僕もそう思っていた」「そっか、私の考えが違うんだね」と相手の考えに同調しすぎてしまう。実はいずれも思考のバウンダリーが近い人の傾向です。

一方、「ふーん、そうなんだ」「いいんじゃないかな、それで」など、相手の意見にあまり反応しない人、「俺は別にいいよ」と自分の意見を言わない人は、思考のバウンダリーが遠い傾向にあるといえます。

③ 成長のバウンダリー

成長とは、その人が望み、その人が挑戦し、自らを高いレベルに進ませていく領域のことです。

ところが、教育指導の場において、この成長のバウンダリーが無視されてしまう場合があります。

「大変そうだね」「手伝ってあげるよ」「これ俺がやっておいてあげるよ」「これはこうするといいよ」などと、本人自らが解決する力をつけていくべき場面において手伝ってあげたり、答えを教えてあげたりする。これは相手の成長のバウンダリーを侵した行為です。

人見知りの人とは、この3つのバウンダリーを大切にしている人。言い換えると相手の存在や考え、成長の場面を尊重している人です。

「今、話しかけると迷惑だよな」「これは私が言うことではないな」「相手には相手の考えがあるんだよ」「相手のペースや考えを尊重してあげたい」……こうした思いが強い。これが人見知りの人の正体なのです。

またこの思いは、自分自身にも向けられています。

「私は私のペースがあるから乱してほしくない」「私には私の考えがあるからその考えで進めさせてほしい」……もちろんそれは悪いことではありません。相手を尊重し、同じように自分を尊重しているわけですからね。

ではなぜ人見知りの人は「人見知りな自分を何とかしたいなぁ」と思うのでしょう？

人見知りの人の本質的な課題は、自分のバウンダリーが低くなっているところにあります。つまり、「断れない」という不安が常にあるということです。

「話しかけて、会話が始まってガンガン来られたらどうしよう……」

「いろんなこと質問されたらどこまで答えればいいんだろう」

「ちゃんと答えないと愛想悪いと思われちゃうかな」

こうした考えの結果、「だったら距離を置いておいたほうがいいや」となるわけです。

相手のペースを尊重している、思いやりのある人は、一方で、自分のバウンダリーを低くしているがゆえに、相手にペースを乱されることを恐れています。

自分の殻を破り成長し続ける「5つの前提」

では、人見知りを克服してより多くの人と接したいと思った場合、具体的に、どうすればいいのか?

次の「5つの前提」を覚えておきましょう。

前提❶：私は、人見知りというよりは、相手のペースを尊重している人だ。
前提❷：私は、自分の世界を広げるために自分の扉を開ける。
前提❸：相手は自分で選び、自分で決断することができる。私の言葉だけで決めるわけではない。
前提❹：私は、相手の主体性を信じているからこそ、自分が伝えたいことを相手に伝える。
前提❺：自意識過剰にならない。相手はそれほど自分に注目しているわけではない。

ここであなたにとって最も重要なことは、あなたが自分の世界を広げていくことであり、そこにチャレンジしていくことです。

人見知りとは、相手のペースを尊重している優しい人に多く見られる状態です。その優しさは素晴らしい部分でもあります。しかし、ときにはしっかりと自分の殻を破って、自分の世界観を広げていくことも大切です。

この章では、日常的にあなたを悩ませるさまざまな心のメカニズムの正体を暴き、それらを攻略する手法をお伝えしてきました。

それでもまだ、あなたは「自分を大きく変えたい」「今の自分を超えていきたい」とお思いでしょう。

次章からは、今の自分を大変革し、「本当の自分を生きる」ために必要なことを見ていきましょう！

第3章まとめ

- 嫉妬をしやすい人は、「能力」で自分や人を判断する傾向が強い。
  ↓評価されるためでなく、自分がすべきことのために能力を上げる。
- 劣等感を感じる人は、実は自己評価が高い。
  ↓できる／できないではなく、目的のためにやりきる。
- 優柔不断の人は、自分を「リスクを取らない人」だと思っている。
  ↓優柔不断とは「常にベストな選択をしようとしている」人のこと。
- 後回しにする人は、視覚イメージで物事を後ろに放り投げている。
  ↓考えずに行動する「アンドロイド・アプローチ」を実践する。
- 人見知りは「自分に自信がない」「人に興味がない人」と思い込んでいる。
  ↓人見知りとは、相手のペースを尊重できる人のこと。

第4章

心を強くして人生の主導権を自分に取り戻す

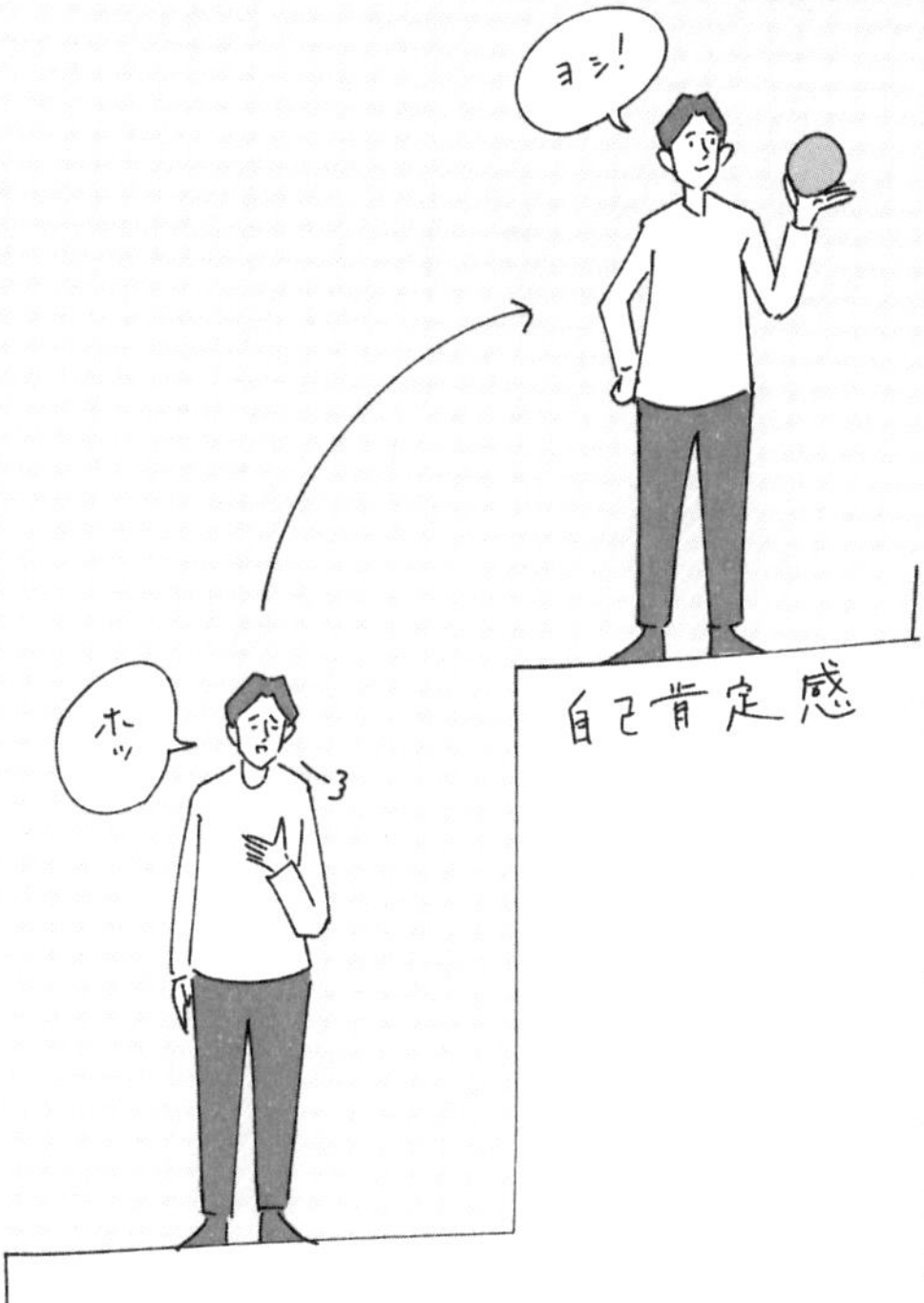

一瞬で人生の主役になれる「魔法のストーリーテリング」

あなたは「ストーリーテリング」という言葉を聞いたことがありますか？

ストーリーテリングは、マーケティングの手法として有名です。

企業が伝えたい思いやコンセプトを、それをイメージさせる印象的な体験談やエピソードなどの物語＝ストーリーを使って、消費者やユーザーのメンタルに影響を与えるというものです。

しかし、これから紹介する〝一瞬で人生の主役になれる魔法のストーリーテリング〟は、誰かのために使うものではありません。自分自身のメンタルに影響を与えるための手法です。

私は、これまで数千人の経営者や一流の方々とのセッションを重ねてきました。そこで判明したことが、活躍している経営者、何かの道を究めた一流の人たちは、意識的か無意識的かは別にして、ストーリーテリングを自分のために活用しているということでした。

このストーリーテリングは、自分が出会った人々を自分の人生の中の登場人物として捉え、自分を主人公としてストーリーを描いていきます。

これは単に「自分の過去をストーリーとして捉えよう」といった浅い話ではありません。自己対話の中から、独自のストーリーを見いだし、自分自身のメンタルに大きな影響を与えていく技術なのです。

ストーリーテリングを自分のために使うと、あなたを取り巻く世界を変えることができます。なぜなら、ストーリーテリングには、自分自身のメンタルに大きな影響を与えると同時に、人のメンタルも動かす「人を惹きつける力」があるからです。

さて、ここであなたに質問です。

● あなたが「この生き方に感動したー！」という人は誰ですか？

松下幸之助、稲盛和夫、スティーブ・ジョブズ、ジェフ・ベゾスなどの素晴らしい経営者？　もしくは、吉田松陰、坂本龍馬、織田信長などの偉業を成し遂げた歴史上の人物かもしれませんね。『スター・ウォーズ』や『鬼滅の刃』といった映画やアニメなどのキャラクターという人もいるでしょう。

では次の質問。

● あなたは自分の人生に感動できますか？

きっと多くの人が「ＮＯ」と答えるのではないでしょうか。

これといった偉業もない、平凡な人生。いや、それより自分の人生に感動するなんて、うぬぼれ、自画自賛じゃない？　そう思うかもしれませんね。

でも、前述のようにストーリーテリングを活用している一流の人たちは、誰もが自分の人生に感動しています。それは決してうぬぼれや自画自賛ではなく、自分を焚きつけ、人を惹きつけるために必要な〝手法〟だからです。

人生に感動できない人の「3つの思考パターン」

自分の人生に感動することができない……。そこには明確な理由があります。

人生が平凡だから？　感動のドラマがないから？

いえいえ、私たちが自分の人生に感動できない理由、それは私たちの「思考のパターン」にあるのです。

パターン❶：ダメ出し思考

「自分は何も成し遂げていない」

「何もできない」

「成長も変化もしていない」

「私は一体何をやっているんだろう。つまんない人生で本当に嫌になる」

「みんなといるときは明るく振る舞っているけど、結構しんどいんだよねー」

パターン②：不完全燃焼思考

「まぁ、人生そこそこはうまくいってる。中の上くらい？」

「でも突き抜けることができていない感じがする」

「いつもいろんなことにトライしてみるんだけど、やりきっていない感じがするなー」

パターン③：あきらめ思考

「私はこんなもんだろう。これで十分」

「私はそんなに大それた人間じゃないし、これといって努力してきたわけでもない」

「まあ、少しは努力したかもしれないけど、本気で頑張っている人に比べたら全然。だからこんなもんでしょ」


このような思考パターンを持っている人は、自分の人生に感動することが困難になります。

なぜ、人は自分の人生に感動できないのでしょうか？

社会心理学の分野では「ネガティィビティ・バイアス」という言葉があります。ポジティブな刺激とネガティブな刺激で同じ強度の刺激を与えた場合、ネガティブ刺激がより強く残るという意味です。要するに、望ましくない情報のほうに高い価値を置いているわけですね。

テストが返ってくると、最初に「間違ったところ」に意識を向けてしまうのと似ています。

自分の人生に感動することが困難になっている人は、より「ネガティィビティ・バイアス」が強くなっていると考えられます。

しかし、この思考パターンを止めなくては、人を惹きつけることはできません。そして、この思考パターンを止めるためにも、自分に感動できる「一瞬で人生の主役になれる魔法のストーリーテリング」の技術を習得してほしいのです。

では、「自分の人生に感動する」とは、どういうことなのか？

それは、これまでの人生を振り返ったとき、「この状況の中でよくやってきたなぁ。ハードな状況の中で頑張ってきたなぁ。あの大変だったプロジェクト……、最後までやり通したんだなぁ」というように、自分の人生のプロセスを賞賛することです。

「いえいえ、私はそんな大したことはしていません。私はちっともすごいことなどしていません。賞賛されるような実績もないし……」

このように自分を低く評価するのはＮＧです。うぬぼれないように気をつけているだけならいいのですが、本当に自分を卑下しているのであれば、それは謙虚とはいえません。意地悪な言い方をすれば、自分のことをあえて下のレベルに置くことによって、挑戦を避けようとしているのではないでしょうか。

あなたが人に良い影響を及ぼし、人を惹きつけたいと考えていても、あなたが自分の人生を卑下している状態では、人に良い影響を与えることなんてできないのです。

あなたは「オキシトシン」という神経伝達物質をご存じでしょうか？

別名「幸せホルモン」と呼ばれています。

オキシトシンは、幸せな気分になれるだけでなく不安や恐怖心が軽減する、好奇心が高まる、心臓の機能を高める効果があるとされています。

そして、このオキシトシンを出す方法の1つに「感動」があるのです。

誰かの人生を生きている時間はない

ここでもまた、ある事例を使って説明していきましょう。私のクライアントであるL社長です。


住宅建設業のL社長は、2年前に社長に就任した3代目経営者です。

L社長は、現在の会社の売り上げに悩んでいました。入社後、持ち前の人当たりの良さで営業成績を伸ばしてきたのですが、自分が代表になってから数字が伸びなくなってきたというのです。

「どうやって今まで営業成績をつくってきたのですか？」

私は彼に話を聞きました。すると……

「とにかく最初の頃は、お客様の話をよく聞いていました。それで、相手の身の上話に私がすぐ感動してしまうのです。ただそれだけです。そうすると不思議なことに、お客様が私から買ってくれるのです。でもなぜか数年前から数字が伸びなくなってしまいました」

こんな答えが返ってきたので、私は次のように質問しました。

「ところでL社長は、自分の人生に感動していますか？」

彼はびっくりした顔でこう言いました。

「とんでもない！　これまで話を聞いてきたお客様の人生に比べたら、私の人生なんてホントつまらないものです！」

「なるほど、そこだったのですね」

私はL社長に、自分の人生に感動できることが次のステージに行くために必要な課題であることを伝えました。

L社長の場合、若いときには、相手の話をよく聞き、そこに自然に感動するという姿勢がとても良かったのでしょう。**相手の人生に感動できる人は、相手のメンタルに寄り添える人ですから、共感を得ることができます。**

しかし、彼自身のステージが上がったことで、「相手に感動できる人」だけでは通用しなくなったのです。

あなたの目の前の人が、メンタルの奥底では「自分の人生なんてつまらないもの」と感じている人だとしたらどうでしょう？

あなたはそんな人を信頼しようと思うでしょうか？　大切な仕事をお願いしようと思うでしょうか？　親しくお付き合いしたいと思うでしょうか？

プロとして本当の信頼を得るためには、堂々と生きている自分に確信を持っている人、つまり、メンタルの奥底で「自分の人生に感動できる人」になることが必要です。

では、実際に自分の人生に感動するプロセスを見ていきましょう。

最強の行動力を手に入れる「感動思考」

まず重要なことは、あなたの思考のパターンを「感動思考」に変えることです。

感動思考とは、自分の人生を次のように「肯定的」に捉えられることをいいます。

「今、あらためて考えると、あの状況の中でよくやったもんだなぁ」

「あれは自分でもよく頑張ったと思うね」

「満足のいく結果ではなかったけれど、最後までやりきったのはえらい！」

「人には言えなかったけど、自分の中ではみんなのことを考えて耐えてきたな～」

「あのときは人生終わったと思ったが、なんとか乗りきったじゃないか」

「経験や実績がない中で、よく新しい事業にチャレンジする度胸があったよな」

自分の人生をこのように捉えられるのが、感動思考です。


ではここで、実際に練習してみましょう。

感動思考を使って、あなたのストーリーの「テーマ」を3つ決めてください。

質問

あなたがこれまでの人生において「誇れる」経験は何ですか？

ベスト3を挙げてください。


…………


まずはNG事項をお伝えしておきます。

それは、「他人と比較しない」ということ。

「自分の人生の中で」でいいのです。他人と比較して自分の人生を眺めたり評価したりしても意味はありません。

「あなたの人生」というレースを走っているのは、当然あなた一人。他の誰もいないのですから、他人と比較するのはやめましょう。

「ベスト1　　　　　　　　　　　　　　　　　　　　　」

「ベスト2　　　　　　　　　　　　　　　　　　　　　」

「ベスト3　　　　　　　　　　　　　　　　　　　　　」

いかがですか？　ちゃんと感動思考で考えることができましたか？

こうした練習を重ねることで、感動思考はあなたの通常の思考パターンとして根付いてくるでしょう。

人生の主導権を取り戻す「6つのストーリー・プロセス」

❶設　定：あなたの誇れる経験は何か？
↓
❷状　況：それはどんな状況からスタートしたのか？
↓
❸葛　藤：どんな葛藤があったのか？
↓
❹行　動：その中でどんな行動をとったのか？
↓
❺気づき：自分のことをどう思うか？
↓
❻称える：自分のストーリーを認めて感動する

これは、自分の人生に感動していくプロセスで、自分のストーリーの〝構成〟です。

先ほどのL社長に、このプロセスを伝えたうえで、ストーリーテリングを実践してもらいました。少し長くなりますが、その様子をお伝えしながら、感動のプロセスについて解説していきたいと思います。

❶ 設定

私「L社長、ビジネスにおいて、あなたの誇れる経験は何ですか？　おっと、誰かと比較しないで答えてくださいね」

L「えっと……他社で働いていたときですが、会社の大きなイベントの責任者になって、なんとか成功させたこと。顧客からの大幅変更のリクエストに応えるために、施工会社に粘り強く交渉したこと。それから……、ああ、自分がやったことのない飛び込み営業を60件行ったことですね」

私「その中で最も印象的なものはどれですか？」

L社長は、少し照れた顔でこう言いました。

L「他の会社で働いていたときに担当したイベントの責任者です」
私「わかりました。ではそのことについて、これから4つの質問をしていきます」
L「……はい」

❷状況

私「それは、どのような『状況』での経験だったのですか？　そのときの状況を思い出してください。あなたにとってハードな状況でしたか？　自分の意思とは関係なくやらなくてはならない状況でしたか？　それとも逆に、とっても簡単な状況からのスタートでしたか？」
L「正直言って、しんどい状況でした……」

こう前置きした後、L社長から出てきたのは次のような状況でした。

- 老舗の優良企業とコラボした一大イベントの企画だった
- その重要なプロジェクトのリーダーにいきなり指名された
- 他部門の部長を巻き込まなくてはならない。彼らは自分より立場も年齢も上

● どうしても成功させなくてはならない

……なかなかタフな状況ですね。

③ 葛藤

私「そんな中で、L社長はどんな『葛藤』を感じていましたか？　つまり、その事案を進めていく中で、どんな点が困難でしたか？　何が理不尽でしたか？　何が足りなかったのですか？」

L社長は、その当時のことを思い出しながら話し始めました。

L「それはもう、社内でのポジションは高くないのに、自分より上の人に指示を出さなければならないのがしんどかったです。他部署の部長たちが指示どおりに動いてくれないのです。たしかに忙しいだろうし、イベントに協力しても、自分たちの仕事が進むわけでもないので、嫌なのはわかりますが……、でも、これは業務命令だからちゃんとやるべきです」

私「なるほど、他のセクションの部長たちが積極的に関わってくれなかったのですね」

L「それに……役員の人たちから、もう少し部長たちにビシッと言ってほしかった。正直、役員のマネジメント力が弱い。その尻拭いをなんで私が……って思っていました」

私「なるほど、尻拭い、ね」

L「でも、そんなことも言っていられない状況でした。このプロジェクトを成功させなければ、コラボしている企業から信頼を失うのもわかっていたし……」

④
行動

私「そんな葛藤がある中で、L社長はどんな『行動』を取ったのですか？ 具体的に何をされたのですか？」

L「まず、他社の先輩に相談しました。すごく信頼している先輩です。そうしたら『その状況ひっくるめて、お前の仕事の条件だ！』と言われました」

私「そう言われてどう思ったのですか？」

L「最初は、『はぁ？』と思いました。『なんだよ、それっ！ 俺が悪いのかよ』って。口にはしませんでしたが（笑）。でも、その先輩から、『自分に不利な状況、自分に有利な状況、それ全部、お前の仕事の条件なんだ。その条件の中で、自分のミッションをどうクリアするかだよ』って言われて」

私「それを聞いてどう思ったのですか？」

L「よく考えるとそうなのかなって。私には小学4年生の子どもがいるのですが、楽しみにしていた遠足の日に雨が降ってしまって、すごくガッカリしていたんですね。それを見て私は、『雨が降っちゃったね。でもその中で楽しんでおいで』って言ったんです。そのことを思い出しました」

私「先輩に、『状況を条件として受け入れろ』って言われて、お子さんのことを思い出した……そして『そうだよな』って思ったのですね。それからプロジェクトはどう動いたのですか？」

L「言い訳しても仕方ないので、とにかくプロジェクトが成功するためには、何が必要か、それこそどんな状況をつくっていかなければならないのかを考えました」

私「そして？」

L「他部署の部長たちが動きたくなるようなことをしました。彼らにとって有益になるように、コラボしている企業の重役の方を引き合わせたり、その部署の仕事が大変だったら、自分が手伝ったり。そうしたら少しずつ、協力してくれる雰囲気になりました」

私「部長さんたちの視点に立って、なおかつ戦略的に動いたのですね。他には？」

L「役員に掛け合って、『もう一度、部長たちにこのイベントの重要性を明確に伝えてください。そして、彼らが動きやすいように仕事の調整をしてもらえないでしょうか？』とお願いしました」

私「そうしたらどうなりましたか？」

L「そのときには、『どうにかしなくては！』『絶対に成功させたい！』という気持ちが高まっていたので……、その気持ちも含めて伝えたら、役員の方が動いてくれたんです！」

私「おお！　それから、どうなりましたか？」

L「結果は、目標の75％でした。会社としては及第点というところでしょう。私としてはもう少しできたのではと思っていますが……」

⑤ 気づき

私「その中で、会社は、組織は、そしてあなたは、どんなことを得ましたか？どんな『気づき』がありましたか？」

L「結果以上に、コラボした会社がとても評価してくれて、このイベントを来年もやりたいと言ってくれました。それは会社としては、価値のあることでしたし、私も嬉しかったです。それから他部署の部長に褒められました。『Lさん、頑張ったね』って。最初はあんなに非協力的だったのに（笑）」

私「他には？」

L「あっ、そうそう、上司（役員）を自分で動かしてもいいんだということに気がついたのも大きかったです。今まで上司は、指示をもらうだけで、自分で動かしていい相手という発想がなかったですからね」

⑥ 称える

私「今まで話してきて、この話を1つのストーリーだと考えた場合、どう思いますか？」

L「まぁ、そこそこ頑張ったのかなと」

私「ここで重要なのは、このストーリーを他人の話だと思って捉えることができるかということです」

L「他人の話……」

私「いいですか。このお話が自分とは別の人のお話だとして見た場合、この人のことをどう思いますか？」

L「そうですね……。いやぁー〝この人〟は本当によく頑張ったなぁと思います。最初はしんどい状況だったけど……先輩のアドバイスから子どもに言ったことを思い出し……そこからプロジェクトをやりきろうと覚悟して。自分より立場の上の部長たちが動きやすいように工夫して、役員にも自分から掛け合って……。なんか、すごいな……！　頑張ってきたんだなって……。確かにこのときの経験が、その後経営をしていく中でとても役に立っているんだな、とあらためて感じました」

自己評価を高めるだけで世界が一変する

人には、その人なりのハードな状況であったり、誰にも言えない葛藤であったり、その中で覚悟して取り組んだ行動があるはずです。

しかし私たちは、それを「大したことない」「そんなの感動することでもない」と思いがちです。

本当にそうでしょうか？

しなければならなかった。逃げたいけど逃げられなかった。誰にも言えなかったけど、怖かった。つらかった。本当は逃げ出したかった。でも、やり遂げた。結果は素晴らしいものとは言えなかったけど、人に誇れるようなものではないけれど……、自分の中では素晴らしいチャレンジだった。

それはあなただけのストーリーです。あなたがあなたと共に歩んできたストーリー。それを誰か他の人でなく、あなた自身が認め、称えてあげる。それができるかどうか……、いや、それをできるようにならなければならないのです。

ここまできて、賢明なあなたなら気づいたかもしれませんね。自分に感動するストーリーをつくる。これがあなたの自己肯定感を高め、自らを次のステージに進ませる自分をつくり出すのです。

「自分で自分を鍛えてほしい」

これは、元プロ野球選手のイチローが、少年野球大会「イチロー杯」の最後の表彰式で、子どもたちに贈ったメッセージとして有名です。

「厳しく教えることが難しい時代に、じゃあ誰が教育をするのかというと、最終的には、自分で自分のことを教育しなくてはいけない」

このイチローのメッセージからわかるように、困難を乗り越えたあなたは、自分で自分を鍛えてきたといえます。だからこそ、あなた自身が認め、称えてあげることが何よりも大切なわけです。

そうやって自分の人生に感動できるようになると、胸の奥が熱くなってきます。

「結構やってきたんだなぁ」
「なんとかくぐり抜けてきたもんだ」
「意外と頑張ってきたんだなぁ」
「葛藤をひきずりながらも前進してきた」
「……なんか、すごいな……」

自分の人生に対する驚きと嬉しさを感じるようになります。

そして、この感覚を持つようになると、人生に対しての「使命感」が生まれます。

「結構、私はしぶとい」
「だからもっとやれる！」

「もっと、走れるんじゃないか！」

「俺にはやるべきことがあるのでは？」

「こんな私には、きっとやるべきことがある！」

そうやって、**あなたがあなたを「自分で焚きつけていく」のです。**

「自分を焚きつける」とは「レジリエンス（折れない心）」を高めていくプロセスです。

そのためには**「メタ認知」**を使うことが有効です。

メタ認知とは**「自分自身を俯瞰して、客観的に観察する力」**のこと。これは、心理学者ジョン・H・フラベルが定義した概念で、近年では脳神経学でもこのことが解明されてきています（ちなみに、私がこの本にイラストを入れているのも、そのほうがメタ認知視点を持ちやすいからです）。

- メタ認知視点で、自分の過去のストーリーを捉える
- これまでの過程で生じた失敗を「価値あるもの」として認識する
- 困難を乗り越えることのできた自分に生命力を感じ、味わい、その感覚をさらに自分の中に落とし込む

この流れでレジリエンスを高めていきましょう。

そして、もう1つ覚えておいてください。

自分の人生に感動できない人が、他人を感動させること、惹きつけることなどできません。

自分の人生に感動するとは、これまでの人生にパラダイム・シフトを起こすこと。未来のために過去を変える。誰かのために、仲間のために、過去を変えることなのです。

「過去は変えられない」。そんな言葉がありますが、私から言わせていただくと、それは誤りです。

「過去は変えられる」

私はいつも、私のクライアントと私自身に、こう言っています。

「自分の過去を変えよう。

自分のメンタルを変えよう。
自分の思考を変えよう。
自分の行動を変えよう。
未来を変えるために！」

自分を活かす天才になる「絶対的なルール」

人生には「絶対的なルール」が2つあります。しかも例外なく、すべての人が必ず守らなくてはならないルールです。それは……

❶「自分」を使うこと

「あの人だったらよかったのになぁ〜」と思うのは自由ですが、どうにもなりません。

「あの時代に生まれていればよかったのになぁ〜」とは誰もが思うことですが、タイムマシンはまだ完成していません。

❷「今」を使うこと

「宿命に耐え、運命に戯れ、使命を生きる」

これは小林喜光氏（東京電力ホールディングス取締役会長）の有名な言葉です。

人間は、自らの意思とは無関係にこの世に生を享けます。性別、容姿、才能など、すべては「宿命」であり、それを受け入れるしかない。それが「耐える」ということです。その中で人生を切り拓いていきます。

人生は選択の連続です。それは、まさに自らの命を運ぶ「運命」であり、それに「戯れる」くらいがちょうどいい、とこの言葉は教えてくれます。

そして、人として生まれた以上、次世代のためになるような何かを成し遂げる。つまり「使命を生きる」という意味です。

このように、**「自分」と「今」の時代を受け入れて、「今」と「自分」を活かしきる。**
それができる人を私は**「自分を活かす天才」**と呼んでいます。

では、「自分を活かす天才」になるためには「自分の強み」をどう発掘すればいいのか？
その方法についてお伝えしていきます。

「強み」というのは、どの角度で掘り下げていくかで、どこに辿り着くかが変わってしまいます。
富士山の山頂を目指すとき、東からでも西からでも登り方は違いますが、辿り着くところは一緒です。
しかし、まだ見ぬ宝物を探し当てる場合は、何を宝物と認識するかによって、結果が変わってしまいます。

ちなみに多くの人にとって「強み」とは、「他者と比べてうまくできること」を指しているようです。

そのため「あなたの強みは何ですか?」と私が質問すると、みなさん、他の人よりもうまくできることを探し始めます。

しかし、それは本当の強みとはいえません。

なぜなら、他の人よりもうまくできることを強みと捉えているなら、あなたが今まで生きているエリア（集団）の中で、比較的にうまくできているというだけで、一度そのエリアから出ると、外の世界には、それをもっと上手にできる人がいるからです。

たとえば、スポーツで市の大会にしか出たことがない人が、「私の強みは○○です」と言ったところで、県の大会、全国大会に進出したとたん、もっとすごい選手がいれば、それは強みとは言えなくなるでしょう。

では、「強み」が他の人と比べてうまくできることではないとすると、どんなことが「強み」になるのか?


真の強みとは、ストレスなく「うっかり」取り掛かれてしまう能力のことです。

無意識に、頑張る気もないのに楽々とできてしまう、または、楽々と取り掛かれる事柄が「真の強み」になるわけです。

私のクライアントで、児童施設を20軒以上経営している女性経営者がいます。

彼女はいつも「私に報告書を書けと言われても、2時間かけても大したものは書けない。それぐらい苦手なんです。報告書を書くぐらいなら、新しい施設をつくっていくほうが本当に楽々とできてしまうんです（笑）」と言っています。

これは少し極端な例かもしれませんが、強みと弱みを的確に表しています。

力まずに、楽々と自然にできる能力を「強み」と定義してみてください。

私には楽々とできるような強みなんかないと思ったあなた。大丈夫です。ここからは、あなたの隠れた強みを見つける方法をお伝えしていきます。

「イライラ」から「強み」を発掘する裏技

「あなたがイライラすることは何ですか？」

「強み」を見つける効果的な方法として「イラつくことから見つける」というアプローチがあります。この方法は、とてもシンプルですが、かなり的を射た強みを発見することができます。

では、あなたが周囲の人に対して「イラつくこと」は何ですか？

もしくは誰かに対して「なんでこんな簡単なことができないんだ？」と不思議に思うことでも構いません。

あなたが周囲にイラつくことがあった場合、それはあなたがそれをとてもうまくできるからです。それも楽々と、楽々とできてしまうために、それを相手ができないと

「なんでこんなことが……」と腹を立ててしまうのです。
なので、自分が人に対してイラつくことをピックアップしてください。

● 全体を捉えて話ができない部下に腹が立つ
↓ 物事を俯瞰して捉えるのがうまい

● 机の周りが整理整頓できない部下に腹が立つ
↓ 物事を整理しながら仕事を進めるのがうまい

● 出発の準備が遅い人に腹が立つ
↓ 先を見越して素早く動くのがうまい

● マスコミのニュースに踊らされて右往左往している人に腹が立つ
↓ 自分なりの情報のソースを見つけるのがうまい

● 電車でお年寄りに席を譲れない人に腹が立つ
↓相手のつらさを感じ取るのがうまい

このように、あなたが周囲の人に対してイラつくことをピックアップして、そこにはどんな隠れた強みがあるのかを見つけ出しましょう。あなたには素晴らしい強みがあるゆえに、イラついているのです。

同時に、あなたは自分の強みをしっかりと認識していないために周囲の人に不必要なプレッシャーを与えているのかもしれません。「なんでこれくらいできないんだー」と（笑）。

では、もう一度聞きます。
あなたが周囲の人に対してイラつくことは何ですか？

「うっかりできる」は「あなたの強み」になる

さて、次の方法です。

「あなたが簡単にできることは何ですか？」

それは、あなたが好きなことである必要はありません。
みんなが難しそうにやっているのに簡単にできること。たとえば「人の話をずっと聞ける」とか「一度読んだ漫画のストーリーは忘れない」とか……。
もし出てこないのであれば、**自分では大したことないと思っているのに人から褒められることは何ですか？**

「うっかりできる」＝「あなたの強み」なのです。

他人を見ているときは、その人の強みは割と明確にわかるものです。

でも、自分のことになると強みを見つけることが難しくなります。

なぜなら、強みはうっかりできる、楽々とできる、始めるのが簡単というもののため、なかなか自覚できないからです。「うっかりできてしまうこと」を探してください。


強みを明確にすることで、その強みをしっかり使ってさまざまなことに挑戦していってほしいと願っています。

次は、いよいよ最後の〝心を鍛えて自分を変える最強メソッド〟について、解説していきます。

第4章まとめ

- 自分の人生に感動することは「自分を焚きつけ、人を惹きつける」ことにつながる。
- 自分の人生に感動できない人は、相手を感動させることは難しい。
- あなたには、あなたにしかわからない「困難な状況」を乗り越えてきた体験がある。
- 自分の人生に感動することで自己肯定感を高めていく。
- 自分の人生に感動すると、人生に対しての「使命感」が生まれる。
- あなたがイラつくのは、それがあなたの「強み」だから。
- 特に頑張らなくても「うっかり」できてしまうことは、あなたの「強み」。

第5章

不安を覚悟に変えて「本当の自分」で生きる

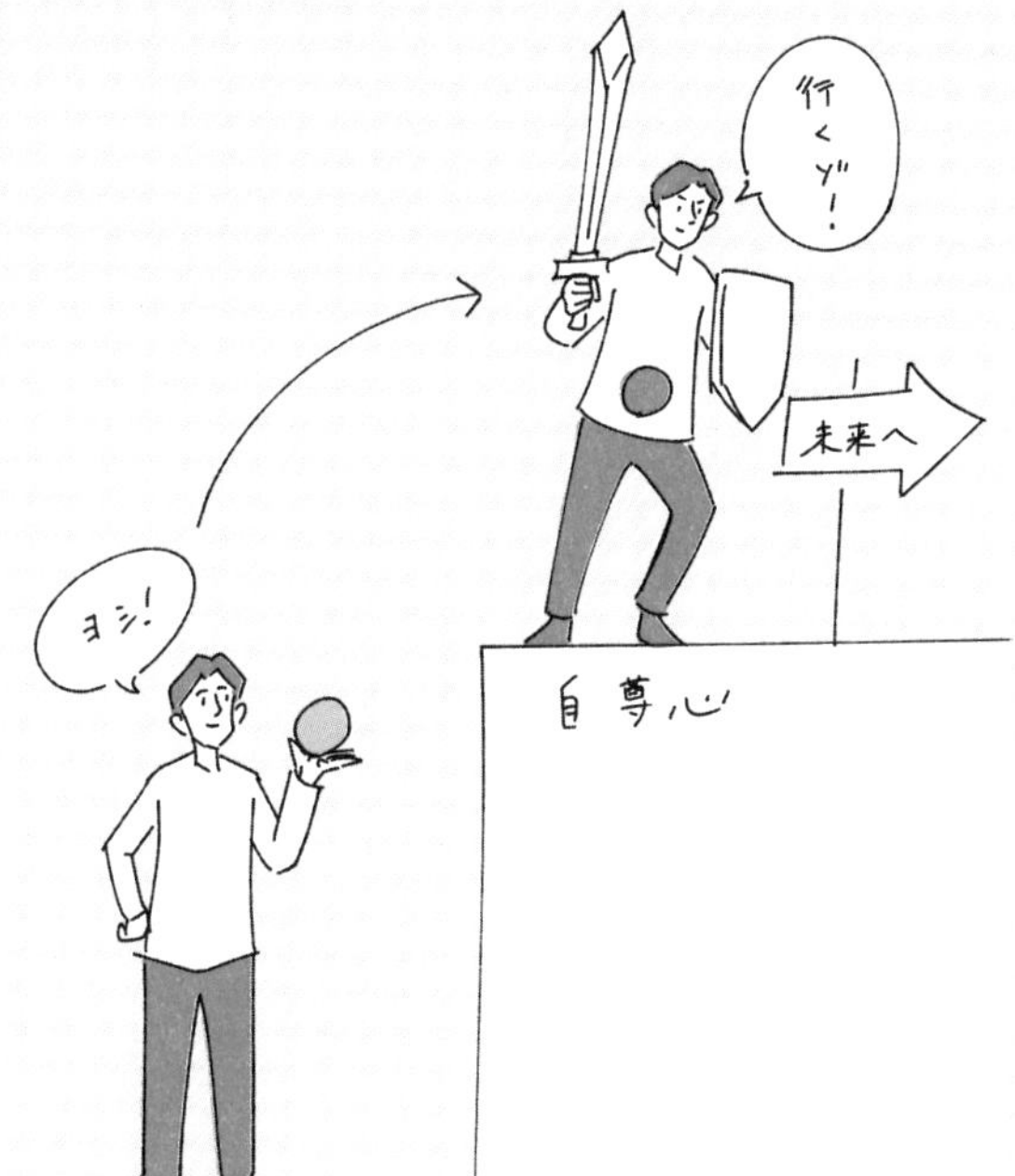

思い通りの自分を手に入れる「4つの質問」

「自分を変えたい」
「あるべき姿になりたい」
「偽りの自分から抜け出したい」
「不安から解放されて、本当の自分で生きていきたい」

そう考えているあなたに、やっていただきたい簡単なワークがあります。
まずノート（一枚の紙でもOK）とペンを用意してください。

スタート

……ノートに「自分の変えたいところ」を3つ書き出してみてください。

たとえばこんな感じです。

- 変えたいところ❶　いつも仕事のことが頭から離れない
- 変えたいところ❷　お酒を飲みすぎる
- 変えたいところ❸　先が見えないことで、毎日が不安

前章でお話ししたような、あなたを悩ませるメンタルもあるでしょうし、「怠け癖」「親と仲の悪いところ」といったものもあるでしょう。

大きなものでも、些細なことでも結構ですので、まずは3つ書き出してみてください。

さあ、3つ書き出せましたか?

書き終わったら、さらに作業を進めていきましょう。これからお聞きする「質問」に答えていってください。

質問①

……「それはどんなことですか？」（行動）

3つの「変えたいところ」のうちの1つを取り上げ、具体的にどんな行動をしているのかを書き出してください。

たとえば自分の変えたいところが「お酒を飲みすぎる」というものであれば……

- 飲まなくていい日でもお酒をたくさん飲んでしまう
- 飲みすぎで翌日、仕事が進まない
- 夜、遅くまで起きている

なんてことが挙げられるでしょう。

そんな行動を自分は変えたいわけですね。

行動が挙がったら、次の質問に進みます。

質問②

……「それはどんな気分になりますか？」（状態）

気分とはすなわち、自分の内面の状態です。

- 頭はもやもやしているなあ
- お腹が張っていて胃が重いなあ

なんて感じです。

質問③

……「本当はどうしたいのですか？」（行動）

そんな行動をしてしまったけれど、本当はどういう行動をとりたかったのか？

自分の理想の行動を書き出します。

たとえば、「お酒を飲みすぎる」の例でいえば……

- お酒は適量に抑えておきたい
- 夜はストレッチをして23時には寝たい
- 趣味である読書の時間に充てたい

……などなど。

このとき、理想の行動をとっている自分を、しっかりとイメージしましょう。

質問④

……「それができていたら、どんな気分になりますか?」(状態)

理想の行動がとれている自分は、どんな気分なのか?

頭がスッキリしている。胸はゆったりしている……など、実際に自分がどんな気分になれるのかを想像してみてください。

この質問①〜④の作業を、3つ挙げた「自分の変えたいところ」1つひとつについて行います。

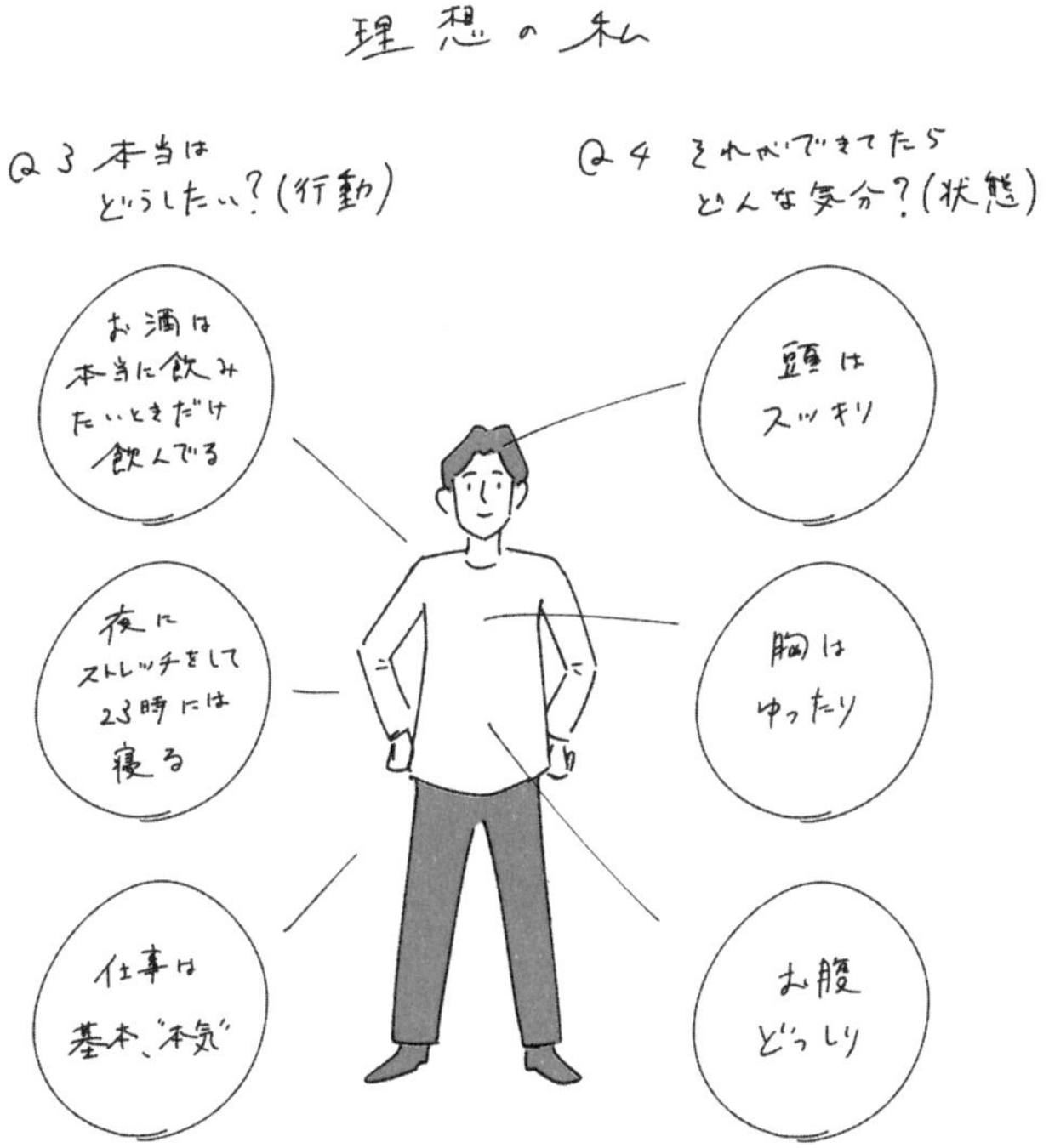
理想の私
Q3 本当はどうしたい？（行動）
Q4 それができてたらどんな気分？（状態）
お酒は本当に飲みたいときだけ飲んでる
夜にストレッチをして23時には寝る
仕事は基本、"本気"
頭はスッキリ
胸はゆったり
お腹どっしり

例 私、秋山の理想の自分

この図に倣って、次ページにあなた自身の「理想の自分」をつくってみましょう。

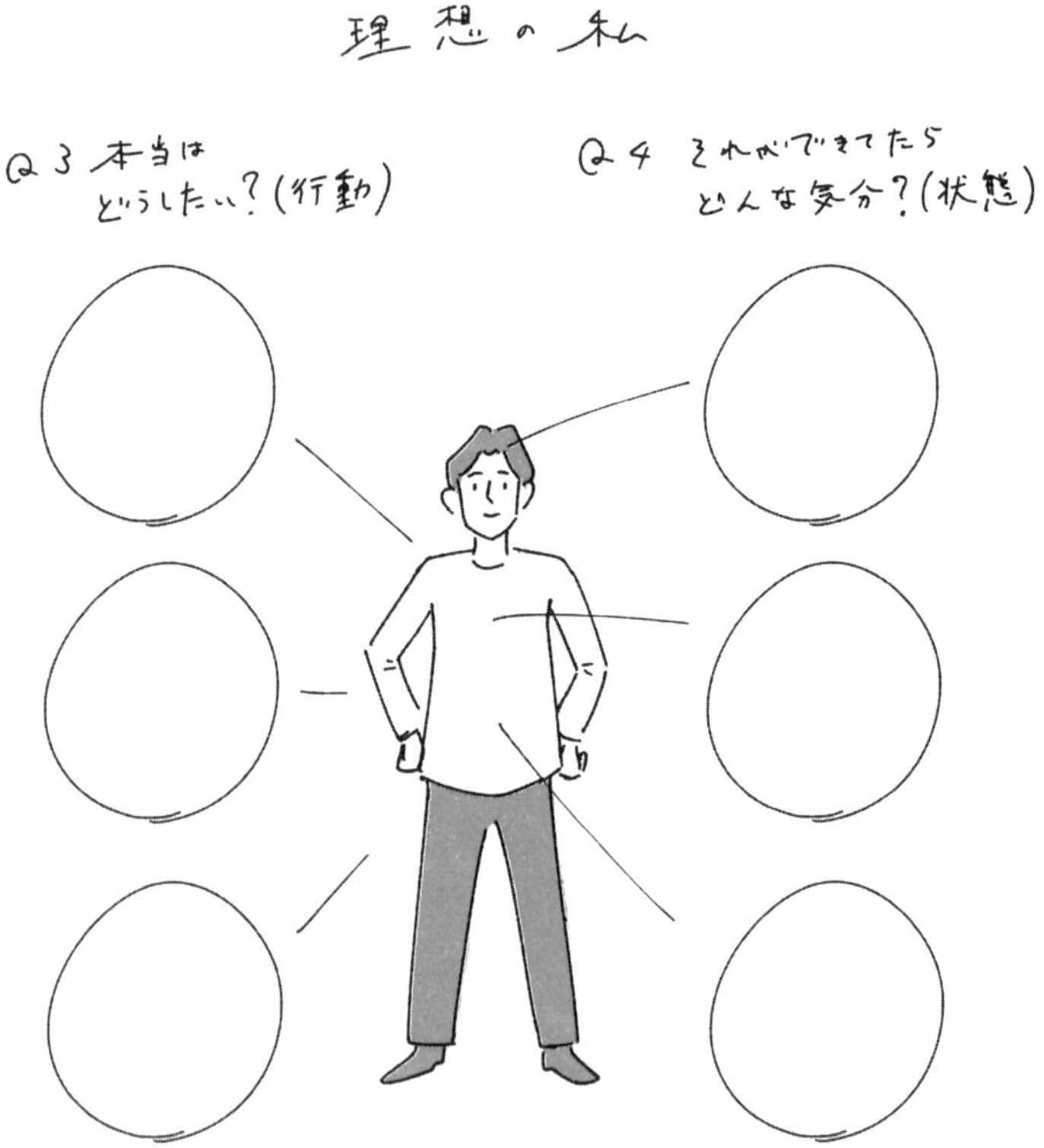
理想の私
Q3 本当はどうしたい？（行動）
Q4 それができてたらどんな気分？（状態）

「理想の自分」を活用して自分を進化させる

もうおわかりですね。そこに書かれた自分……それが自分のなりたい姿であり、「理想の自分」というわけです（今、あなたが完成させた「理想の自分」はこの後のワークに使います）。

さあ、実はここからが重要です。あなたがつくり上げた、この「理想の自分」を、自分を変えるためにどのように〝使う〟か？

理想の自分の使い方がうまい人は、自分の可能性を広げ、今の自分を変えていくことができます。一方、理想の自分の使い方がうまくない人は、自分の可能性を閉じてしまい、いつまでも変わらない自分のままでいます。

成功者といわれる人の多くは、誰に教わるともなく、こうした理想の自分を上手に使っているのだと思います。

「『理想の自分』を使う？　使い方がうまい？　どういうこと？」

そう思われるでしょう。ではこれから説明していきましょう。

「偽りの自分」が構築される「3F思考」とは？

第1章でお話ししたように、人は「先の見えないこと」「ネガティブな未来」に対して、不安を感じます。そして「人間のメカニズム」によって、身体に反応が起こるわけですね。

あなたが先ほどつくり上げた理想の自分。つまり「こうなりたい」と思う自分。

しかし、今の自分がその理想の自分を見て、そこに大きなズレ、「こうなりたいけど、なれていない」を感じたら？　自分はダメなヤツ、恥ずかしいヤツ、と感じたら？

その瞬間、私たちの身体には反応が起こります。「どうしよう、どうなるんだろう」と、緊張状態になるのです。

その緊張状態のときに頭の中に現れるのが、いわゆる行動心理学で「3F」と呼ばれる「Fight」「Flight」「Freeze」です。

Fight（戦う）：「理想の自分になれていない！　何なんだ俺は！」といった感じで自分を責めたり、「自分が理想の自分になれないのはアイツのせいだ！」と他人を責めたりします。

Flight（飛ぶ）：「もう無理！　やーめた！」と、理想の自分に向き合うことを投げ出したりします。

Freeze（固まる）：もう「思考停止」の状態です。

まさに「理想の自分」が自分のことを攻撃しているわけですね。

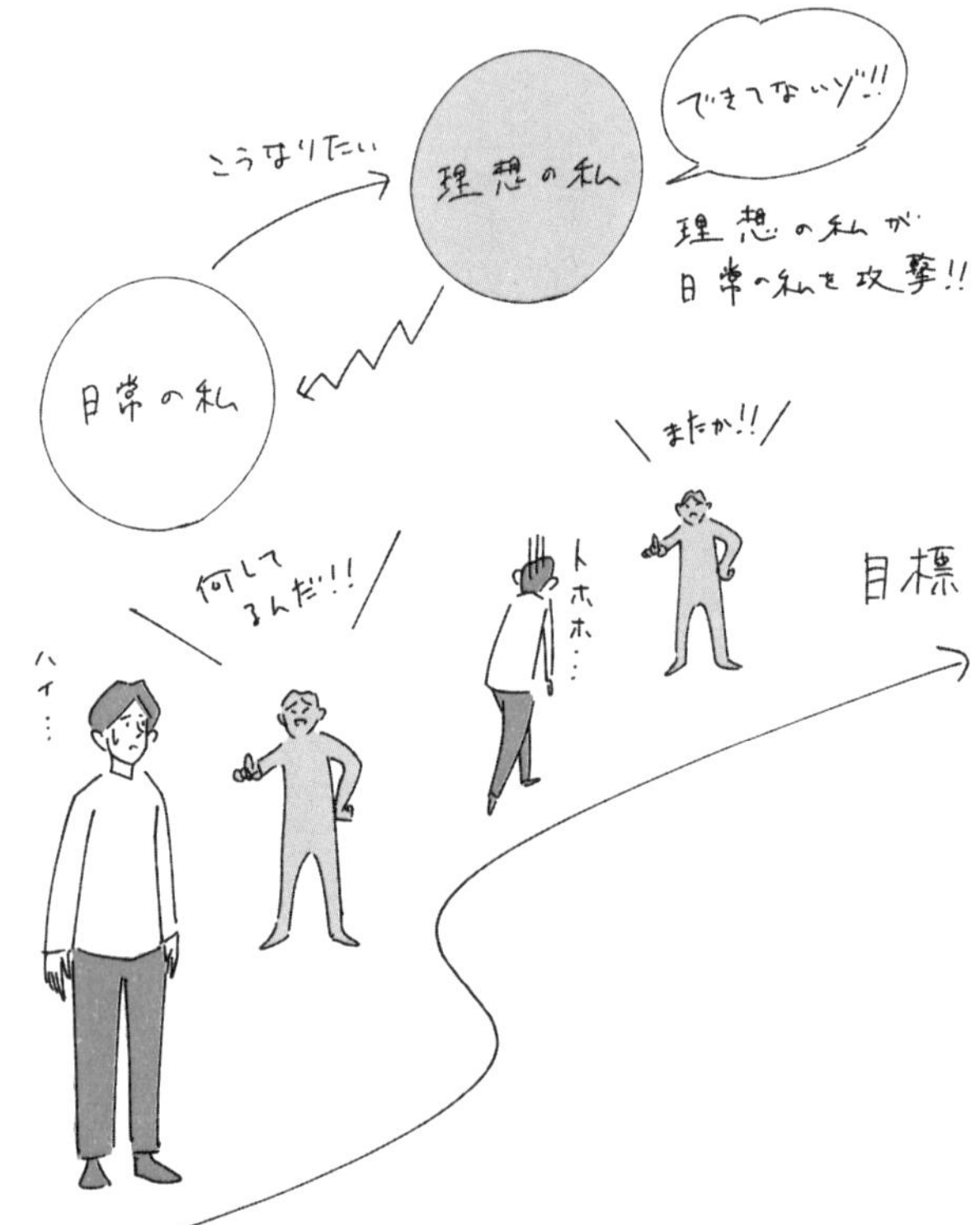
こうなりたい
理想の私
できてないゾ!!
理想の私が
日常の私を攻撃!!
日常の私
またか!!
何してるんだ!!
トホホ…
目標
ハイ…

すると、「あれが足りない！　これが足りない！」と、自分の中に大きな穴が空いてしまいます。そう、第2章でお話しした「偽りの自分」ができ上がってしまうのです！

これはほとんどの人に起こっている〝自分と自分の戦い〟です。もちろん私も、そうやって20年、もがき続けていたわけです。

今、お話ししたのが、理想の自分の使い方が上手ではない人のこと。

せっかくつくり出した理想の自分を、自分の敵にしている人です。

それでは、理想の自分を上手に使っている人とは？

そう、「理想の自分」を「今の自分」の味方にしている人です。

もっといえば、彼ら彼女らは、**理想の自分を、自分の「メンター」「コーチ」として、今の自分をサポートさせている**のです。

これまでは理想の自分に自分を攻撃させて、偽りの自分で生きてきた……、でもこれからはそんな生き方をやめて、メンターに伴走してもらって、ステップを上がっていく。

それが今の自分を変えられる人、自分の可能性を出しきれる人です。

こんな話を聞いたことがありませんか？

「運が良い人と一緒に行動しましょう。意識の高い人と一緒に仕事をしましょう。そうすればあなたも運が良くなったり、意識高く仕事に取り組めるようになりますよ」

人間には「ミラーニューロン」と呼ばれる、周囲の人の言動を無意識のうちに模倣してしまう神経細胞があります。

私は、この「ミラーニューロン」は「理想の自分」との関係性でも同じことを起こすと考えています。

つまり、理想の自分にあなたのメンターとなり伴走してもらうことで、理想の自分の立ち振る舞いが今のあなたに転写されるというわけです。

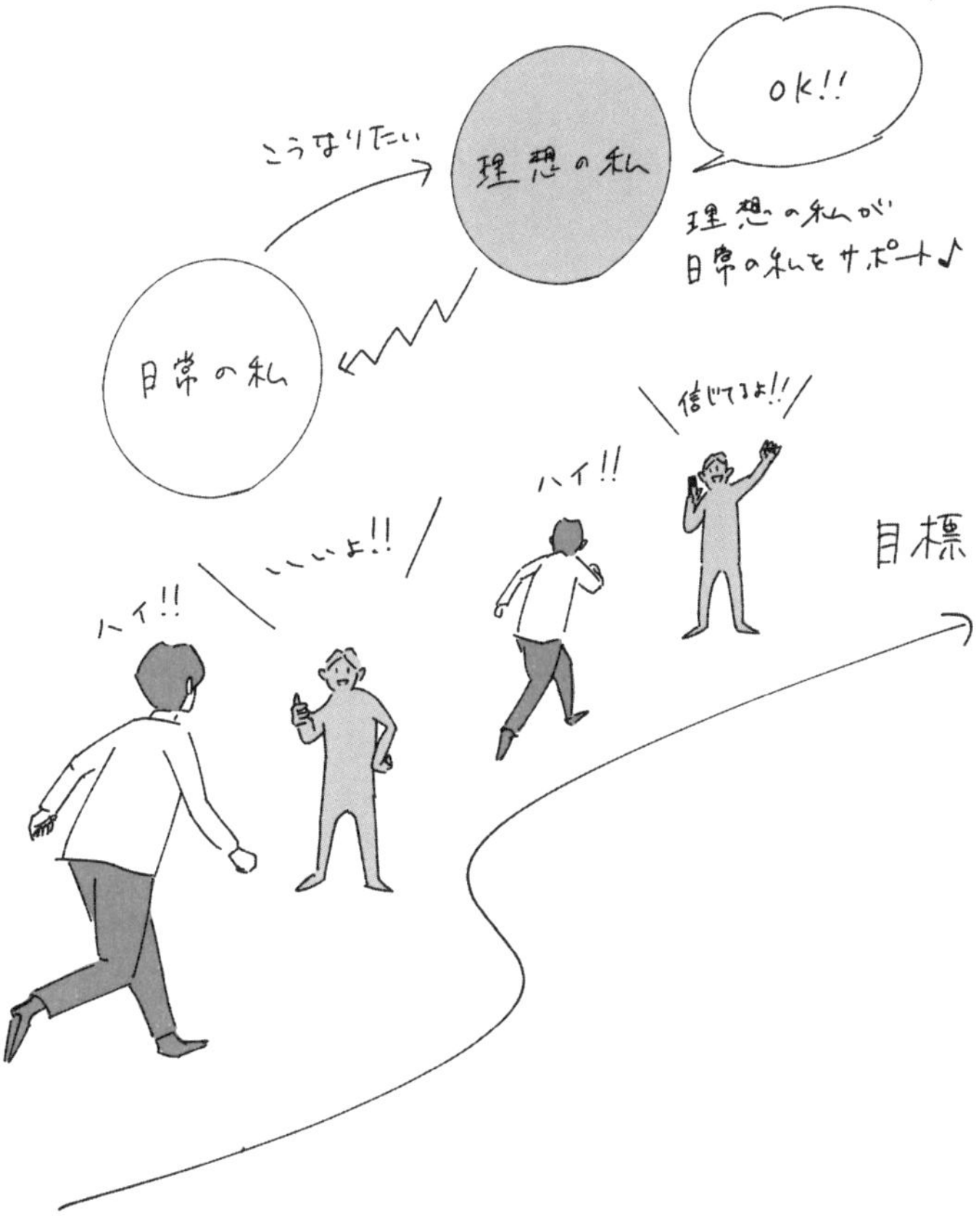
OK!!
こうなりたい
理想の私
理想の私が
日常の私をサポート♪
日常の私
信じてるよ!!
ハイ!!
いいよ!!
ハイ!!
目標

人生の可能性を最大化させる「最強の4ステップ」

では、人が可能性を出しきる、可能性を最大化させてあるべき姿、本当の自分で生きていくためには、どんなステップを上がっていけばいいのか？

そのステップは決まっています。

ステップ❶「不安」から「安心」へ
ステップ❷「安心」から「自信」へ
ステップ❸「自信」から「勇気」へ
ステップ❹「勇気」から「覚悟」へ

これが「可能性を最大化させる4つのステップ」です。

「自信」「勇気」「覚悟」というのは、実は私たちのエネルギーのタイプです。自信を持ち、勇気を持ち、そして覚悟というフェーズに至る……。ただし、スタートとしてまずはあなたの「不安」を「安心」というフェーズに変えなければならない。だからステップは4つあるのです。

そのステップをメンターである「理想の自分」と一緒に上っていくことで、あなたの心は鍛えられていきます。

実はこのメソッドは、私が私自身に対して行ってきたことです。

私自身がまず自分を安心という状態にして、そして自信という状態をつくり、そこから勇気という状態をつくり、覚悟という状態をつくって、今、こうしてこの本でお話しさせていただいているわけです。

あなたにいろいろなお話をしている私ですが、実は何か困難にぶつかると、先が見えず、「どうなるんだろう?」「大丈夫かな?」と、不安な思いにかられることも多々あります。そのたびに、今でもこのメソッドを実践し、不安な状態を覚悟にまで変えているのです。

覚悟を磨き上げた人だけに共通する特徴

安心から始まるステップの最終フェーズが、「覚悟」です。
覚悟がある自分とは、どんな自分なのでしょう?
私たちは心を鍛えることで、どんな自分になろうとしているのでしょうか?

覚悟を持った自分とはすなわち「圧倒的な挑戦」をしていく自分です。
圧倒的な挑戦のできる自分は、自分の可能性を最大化しています。そして、それのみならず、周りの人にも自分の可能性を最大化させる〝環境〟をつくり出せるのです。

これからお伝えする4ステップを実践していただければ、誰もが自由に思い通りの自分で生きることができるようになります。

「覚悟」のフェーズに至った人には、共通する特徴が見られます。

- ニュートラルに自分を捉える心を持っている
- 現実から逃れようとせず、結果をそのまま受け止めることができる
- どんな状況であろうと、確実に前に進むことができる
- 裏表がなく、自己開示ができる
- 威張りもせず、自らを卑下することもない
- 逆境に耐える強さがある

何だかすごい人ですよね。

でも、ここで重要なのは最初の**「ニュートラルに自分を捉える心を持っている」**ということ。この状態こそが「自尊心」です。

自尊心がある人は、自分で自分のことを「すごい人」だとは思いません。かといっ

て「ダメなヤツ」だとも思っていません。マイナスでもプラスでもない、いわば「ゼロポイント」のメンタルの持ち主です。

この状態になれば、人生を堂々と前に進んでいけるようになります。圧倒的な挑戦ができるのです。

第2章でお話しした「偽りの自分」で生きていれば、承認されたい、優秀さを証明したい、イケてない自分を隠したい、自分は価値のない人間だとバレたくない……などの欲求があるでしょう。

しかし覚悟を持てば、自尊心が高まります。

人に合わせる必要はない。弱さを隠す必要はない。**等身大の自分、「あるべき姿」の自分で前に進めるのです。**

「本当にそんな状態になれるの？」

大丈夫！

あなたには「理想の自分」という最高のメンターがついているじゃないですか。

「不安」から「覚悟」へ……。

「理想の自分」を味方に、各ステップを上っていきましょう。

では、それぞれのステップに入っていく前に、色付きのペンを2本用意してください。何色でも構いません。

各ステップでは「理想の自分」が「今の自分」に問いかけます。「理想の自分」の質問と「今の自分」の答えで、ペンの色を使い分けましょう。

それでは、先ほどあなたがつくった「理想の自分」との対話を始めます。

不安が覚悟に変わる心の鍛え方

ステップ1「不安」から「安心」へ

「先が見えない」「どうなるんだろう？」「あるべき姿がわからない」……。そしてそれを誰にも言えない、わかってもらえない。

漠然とした不安やストレスに苛《さいな》まれているあなたは、そんなメンタルが当たり前の状態になっています。

メンターである「理想の自分」は、このあなたの気持ちに「共感」してくれます。

自分が自分に共感？　何だかややこしいですね。でも、実際に手を動かしてメソッドを実践してみると、きっとすぐに感覚がつかめ、慣れるはずです。

要は、自分に質問をして、自分で答える。「自問自答」と違うのは、質問するのは

「理想の自分であるあなた」として、答えるのは「今のあなた」としてということです。

今のあなたは、これまで言えなかったことを素直に言う。
メンターの「理想の自分」は、それを理解して共感する。

これが深い自己対話を実現させます。ではさっそく始めましょう！

テーマ1
頑張れなかった／やりきれなかったこと（自分を責めていること）

まずは今の自分が無意識に「自分を責めている」ということにフォーカスします。
理想の自分がそれを聞き出し、その答えに共感し、寄り添うことがポイントです。
最初ですので、私自身の回答例を挙げて、丁寧に見ていきましょう。

理想の自分からの質問①

あなたの「頑張れなかったこと／やりきれなかったことは何ですか？」（結果）

今の自分

高校時代のテニス部でのこと。私は3年最後の団体戦で、準決勝でレギュラーから外された。レギュラーは4人だけで、私は5番手ギリギリだった。で、最後の試合なのに外された。そのとき私は、実はチームのために本気で応援ができなかった。

次にメンターである「理想の自分」のあなたは、この答えに対して心の中でリフレクション（内省、自分を見つめ直すこと）してあげてください。

理想の自分

秋山さんは高校時代、テニス部で、3年最後の団体戦、レギュラーから外れて、準決勝でチームのために本気で応援できなかったんですね。そうだったんですね。

……理想の自分からの質問②

あなたはそのとき「何をした／しなかったのですか？」（行動）

……今の自分

冷めた気持ちでその場にいた。本気でチームを応援しなかった。

……理想の自分

冷めた気持ちでその場にいたんですね。本気で応援しなかったんですね。

……理想の自分からの質問③

「なぜ逃げた（頑張らなかった／やりきれなかった）のですか？」（考え）

……今の自分

レギュラーを外され悔しかった。惨《みじ》めだった。恥ずかしかった。自分のことばかり考えていた。

Q4. 本当はどうしたかったのですか？

もっと練習しておけばよかった…

（本当に本当にそうしたかったのですか？）

本当は…チームのために本気で応援したかった。みんなと一緒に応援したかった！

Q5. それ（↑）ができたらどんな気持ちですか？

一体感を感じる。
なにごとにでも本気を出せた気分。

秋山さんは、チームのために本気で応援することで、一体感を感じる、本気を出しきることがしたかったのですね。

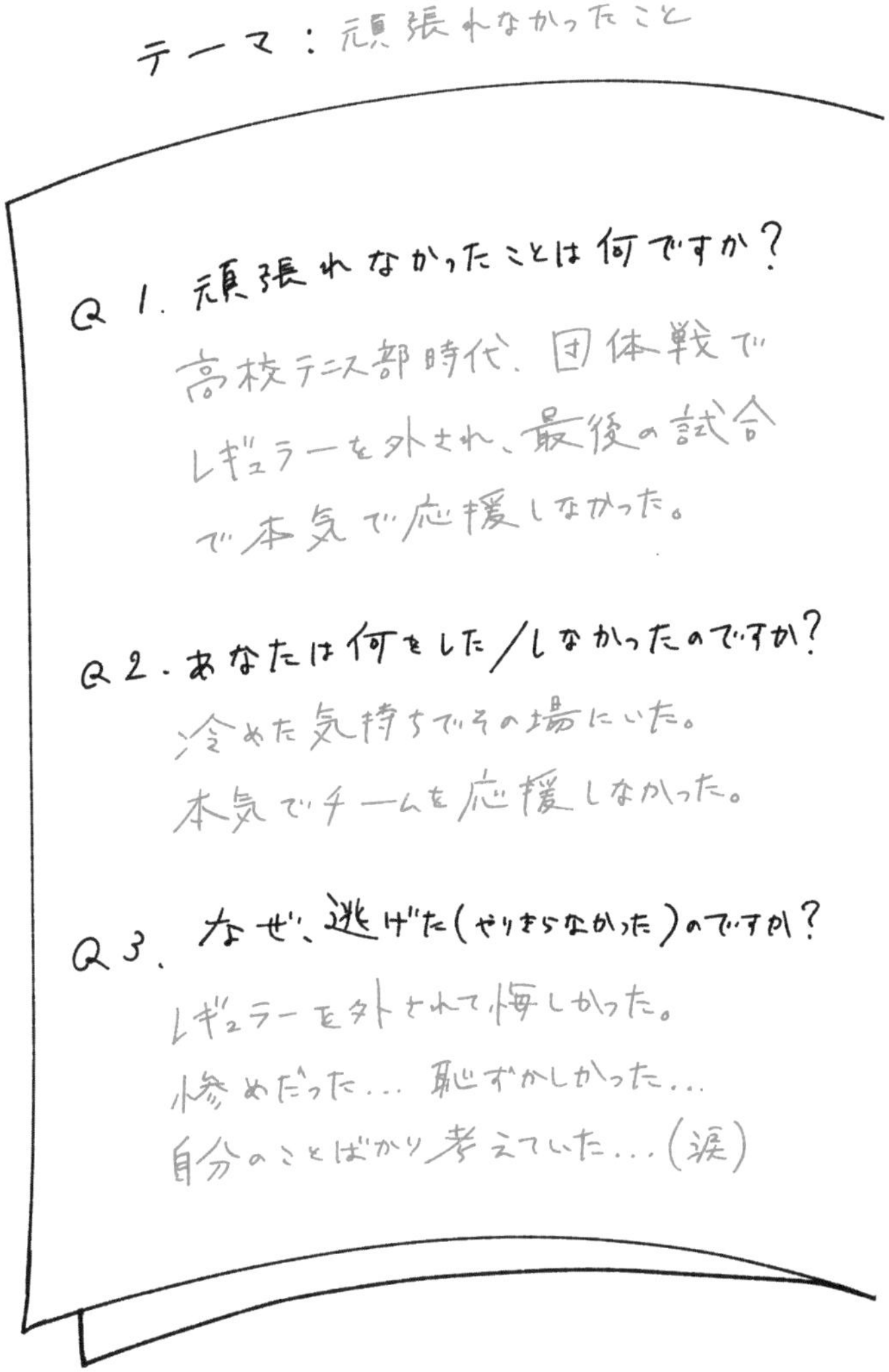
テーマ：頑張れなかったこと
Q1. 頑張れなかったことは何ですか？

高校テニス部時代、団体戦でレギュラーを外され、最後の試合で本気で応援しなかった。

Q2. あなたは何をした／しなかったのですか？

冷めた気持ちでその場にいた。

本気でチームを応援しなかった。

Q3. なぜ、逃げた（やりきらなかった）のですか？

レギュラーを外されて悔しかった。

惨めだった… 恥ずかしかった…

自分のことばかり考えていた…（涙）

理想の自分

……………そっか、悔しかったんですね。惨めだったんですね。恥ずかしかったんですね。
自分のことばかり考えてしまったんですね。

理想の自分は、あくまでも事実を認めてあげるだけです。決して自分を責める言葉を思い起こさないでください。

理想の自分からの質問④

……「本当はどうしたかったのですか?」（考え）

今の自分

練習が足りなかったんだと思う。
……………もっと練習しておけばよかった。

理想の自分

…………ここでは理想の自分は、いったん今の自分にこう問いかけましょう。

「本当に？　本当にそうしたかったのですか？」

今の自分は、それが本当のことなのかを確認します。

今の自分

……いや、違う……。チームのために本気で応援したかったんだ。

今の自分は本当の気持ちに気づくことができるでしょう。

理想の自分からの質問⑤

……「質問④ができたら、どんな気持ちですか？」（状態）

私の場合でいえば「チームのために本気で応援できたら？」ということですね。

今の自分

一体感を感じる。（応援で）本気を出しきる。

理想の自分はそれに対して、こんなふうに声をかけてあげてください。

理想の自分

秋山さんは、質問④（私の場合、チームのために本気で応援すること）をすることで、質問⑤（私の場合、一体感を感じる、本気を出しきる）がしたかったのですね。

いかがですか。感覚はつかめましたでしょうか。

あなたもあなたのケースで、これらの問答を実践してみてください。

そして、理想の自分の最後の言葉「○○さんは△△（質問④）をすることで××（質問⑤）になりたかったのですね」を、もう一度今の自分に投げかけてみてください。

そのときの今の自分（あなた）はどんな気持ちになっているでしょう。その気持ちをしっかりと受け止めましょう。

それでは、さらに次のテーマに取り組んでみてください。

テーマ2
わかってもらえなくて他人を責めたこと

ここでは「自分」ではなく「他人」を責めていることにフォーカスします。
手順はテーマ1と同様です。理想の自分の問いかけに対して、今の自分が答える。
そして、その答えに理想の自分が共感するのです。

理想の自分からの質問①

……あなたの「わかってもらえなくて他人を責めたこと」は何ですか？（結果）

理想の自分からの質問②

……あなたはそのとき「何をした／しなかったのですか？」（行動）

理想の自分からの質問③

……あなたは「何をわかってもらいたかったのですか？」（考え）

理想の自分からの質問④

……「本当はその人にどうしてもらいたかったのですか？」（行動）

理想の自分からの質問⑤

……「質問④をしてもらえたら、どんな気持ちですか？」（状態）

テーマ1とは、質問③、質問④の部分が違います。「（他人に）何をわかってもらいたかったのか？」「何をしてもらいたかったか？」という思いを答えましょう。

さあ、理想の自分との対話ができましたか？

「不安」から「安心」へ。自分をこの状態に持っていくコツが何となくおわかりになったでしょうか？

過去の自分の「本当は言いたかった」「本当はこうしたかった」という思いに対して丁寧に共感してあげる。こうすることで、自分の中に「安心」というメンタルが芽生えるのです。

ステップ2「安心」から「自信」へ

「不安な気持ちはわかるけど、もっと自信を持っていこう！」

そう他人を励ます人がいますが、実はこれ、ちょっと違います。

「不安」から「自信」は生まれません。

まずは「安心」のフェーズに入ってから、初めて「自信」というメンタルを生み出せるのです。

では「自信」って何？

「自信がない」とはどういうことでしょう？

それはすなわち「よりどころ」がないということ。

たとえば、成果や能力ばかりに意識を向けていると、以前の私が感じてきたように、「どんなことにも上には上がいる……」という気持ちになってしまいます。

成果や能力をアップさせることは、もちろん重要です。

しかしそこにだけ意識を向けても、自分の「よりどころ」は見つかりません。「私はこんな成果や能力に自信がある！」と思っても、現実には〝もっと上の人〟がいるわけですから。

やはりどうしても、他者と比較してしまうのです。

では、自信を持つためには何をよりどころにすればいいか？

それは、あなたの「価値観」です。

成果や能力ではなく、価値観。

「安心した自分」に自信を持たせるためには、よりどころとしての価値観を「理想の自分」がきちんと抽出して、相手に伝え返す、という自己対話が重要です。

テーマ3

100%満足はいかなかったけれど、頑張れたこと

これは「学生時代のこと」でも「社会人（ビジネス）でのこと」でも、どちらでも構いませんが、できれば両方の自分を思い起こすのが効果的です。これも、何もお手本がなく書き出すのは難しいと思いますので、私の例を挙げておきます。

理想の自分からの質問①

……あなたの「100%満足はいかなかったけれど、頑張れたことは何ですか？」（結果）

今の自分

……駆け出しのビジネスパーソンだった頃に任された大きな案件がありました。そ

れは業界のトップともいえる上司との仕事だったんだけど、ずいぶん辛辣なことも言われたりしました。

でも何とか、何とかやり終えたんです。

……………………

理想の自分

秋山さんは駆け出しの頃の大きな案件を、業界トップの上司と何とかやり終えたんですね。

……………………

理想の自分からの質問②

あなたはそのとき「どんなことを頑張ったのですか?」(行動)

……………………

今の自分

辛辣なことを言われても、とにかくその上司を観察したり、言われたことを愚直に実行しました。

……………………

理想の自分

上司を観察し、言われたことを愚直に実行したんですね。

……

理想の自分からの質問③

「どんな考えがあって、質問②をしたのですか？」（考え）

……

今の自分

やっぱり「この人からすべてを吸収したいな」と考えたから。それから、自分の力を出しきりたかったから。

だからこそ、怒られてもとにかく食らいついていこうとしたんです。

……

理想の自分

なるほど。「この人からすべてを吸収したい」「自分の力を出しきりたい」と考えたんですね。

……

理想の自分からの質問④

……「それ（質問③）は何を大切にしていたからですか？」（価値観）

今の自分

……「自分の可能性」とか、「自分のことを研鑽していく」とか、それから、「向上心」とか「好奇心」っていうことだったのかな？

ここで理想の自分は、今の自分にこう伝えてあげてください。

理想の自分

……「秋山さんは『可能性』『研鑽』『向上心』『好奇心』を大切にしていたから、頑張れたんですね！」

今の自分は、そう言われたことに対する自分の気持ちを確認します。自分のメンター（＝理想の自分）から自分の価値観を伝えてもらう……そのときのフィーリングを大切にしてください。

成果や能力よりも深いところにある「よりどころ」、それがあなたの自信となります。

ステップ3　「自信」から「勇気」へ

人生における「困難な状況」に立ち向かうとき、人は「勇気」を出します。

でも私たちは意外と、自分が「困難な状況」にいること、直面していたという事実を自覚していません。

「別に自分が特別だったわけじゃないから」「いや、○○さんに比べたら全然」などと言って、私たちは困難な状況を乗り越えた勇敢な自分を忘れています。だから「勇気が出ない」のです。

この本をはじめからお読みいただいている人はおわかりかと思いますが、**人は「自分を騙す天才」なのです。**

逆にいえば、困難な状況を乗り越えた自分を思い出せば、勇気を取り戻すことができます。ステップ3で行うのは、その作業です。

ただし、その際に、注目すべきポイントがあります。それは「ブレイクスルー」。私たちが困難な状況に立ち向かい、乗り越えたときには、必ず何か自分の「考え方」を変えているはずです。

「そうだったのか！」「自分はここが間違ってたんだ！」と、これまでの自分の考えを変える、壊す……それがブレイクスルーです。

このブレイクスルーのタイミングをしっかりと抽出することが、ここでの理想の自分との対話で、極めて大事なことなのです。

テーマ4 困難を乗り越えて成果を出したこと

これも「学生時代のこと」でも「社会人（ビジネス）でのこと」でも、どちらでも構いませんが、できれば両方の自分を思い起こすのが効果的です。

今回は私・秋山の事例ではなく、前章で紹介した「L社長」を例に挙げて、質問を見ていきましょう。

理想の自分からの質問①

……あなたの「困難を乗り越えて成果を出したことは何ですか？」（結果）

今の自分

……「会社のビッグプロジェクトの責任者として、ある一定の評価を得た」ということです。

理想の自分

……あなたは「会社のビッグプロジェクトの責任者として、ある一定の評価を得た」んですね。

理想の自分からの質問②

……「どんな困難な状況だったのですか？」

今の自分

このプロジェクトに参加していた他セクションの部長たちが全然協力してくれない。でも彼らのほうが私よりも役職はずっと上だから、強く言えない。おまけに役員からは「プロジェクトが失敗したら会社にはかなりのダメージだ」とプレッシャーをかけられていました。

理想の自分

部長たちが全然協力してくれない。でも彼らのほうがあなたよりも役職はずっと上だから、強く言えない。役員からは「プロジェクトが失敗したら会社にはかなりのダメージだ」とプレッシャーをかけられていたんですね。

理想の自分からの質問③

「どんな行動をとったのですか？」（行動）

今の自分

……会社の尊敬する先輩に相談しました。状況のひどさを愚痴りました。とにかくみんなより動きました。そして、役員に状況改善の直談判をしました。

理想の自分

……なるほど。先輩に相談して、状況のひどさを愚痴って、とにかくみんなより動き、そして、役員に状況改善の直談判をしたんですね。

理想の自分からの質問④

……「自分の中のどんな考えを壊せたから、その行動がとれたのですか？」（ブレイクスルー）

今の自分

……自分の「凝り固まった考え」を壊せたからですね。先輩に相談すると、彼はにやにや笑いながらこう言うんです。「部長たちが手伝ってくれないとか、大変だとか、それは単なる〝条件〟だから」と。それまでは問題をトラブルだとか邪魔なものだとか、不運だと捉えていたんだけど、それは単なる条件なんだな、と考えられるようになりました。

理想の自分

あなたは「凝り固まった考え」を壊せたのですね。

理想の自分からの質問⑤

「この経験からどんな自分になりましたか？」（成長ポイント）

今の自分

世界はゴールと条件と私でできている。目指すゴールがあって、いろんな条件がある。ビジネスも天気も条件。そして私がいる。この3つしかないんだ。

理想の自分

あなたは「問題は単なる条件」という考え方になったので、成長できたんですね。

…………

理想の自分に最後に言われた言葉、そのとき感じた気持ちを忘れないでください。「ああ、確かに」と感じ、勇気を思い起こすことでしょう。

「自分は困難な状況だった」「でもブレイクスルーによってそれを乗り越えた」……このことを強く認識するためには、質問②「どんな困難な状況だったのですか？」をしっかりと書き出すことです。「このぐらいは簡単だった」なんて思わずに、遠慮しないで。

そして、困難を乗り越える際には、必ず何か自分の中で考えとか変えたことがあるはず。**しっかり考え、自分と向き合い、勇気を取り戻しましょう。**

ここでもうお気づきの方もいらっしゃるかもしれませんね。

そう、「自信」から「勇気」へのフェーズは、前章の「自分の人生に感動する」ことと同様です。

ここでの自己対話は、言ってみれば「ストーリーテリング」。

自分の人生に感動できる人は、「勇気」を取り戻せる人でもあるわけですね。

ステップ4 「勇気」から「覚悟」へ

いよいよラストのステップです。

「勇気」を取り戻したあなたは、「覚悟」の人へと歩みを進めます。

ここでは、これまでのステップとは少し違ったアプローチをしていきます。

理想の自分からの質問①

「今、あらためてあなたが大切にしている『価値観』は何ですか？　これまでのステップでのあなたの答えを思い起こし、次のワードの中から直観で10個選んでください」

探求／冒険／主人公／空間／関わり／本質／流れ／受容／自由／創造／魅了／調和／連動／安心／研鑽／向上心／前進／素直／躍動／自立／支配／紡ぐ／広がり／進化／発展／驚き／未知／公平さ／繋がり／包み込む／勇気／挑戦／競争／スムーズさ／献身／癒し／調和／一体感／信頼／おもいやり／おおらか／上質／誠実／ユーモア／オリジナリティ／個性／ユニーク／成長／研鑽／変化／進化／革新／利益／バランス／シンプル／潤い／美しさ／華やかさ／コントロール／権力／把握／安全／安定／伝統／正確／緻密／丁寧／驚き／大胆／自立／自律／自発／躍動／表現／賢さ／叡智／自己表現

ここにはない言葉でも構いません。

価値観に関してはステップ2の「『安心』から『自信』へ」でも見てきましたが、その後ステップ3「『自信』から『勇気』へ」のフェーズを経過した今、あらためてもう一度考えてほしいのです。直観で答えてください。似たような意味のワードが重なっても大丈夫です。

ちなみに私の場合は……「研鑽、向上心、挑戦、冒険、探求、利益、繋がり、一体感、美しさ、自己表現」をピックアップしました。生態学を学んだ私にとって、「美しさ」とは「命の美しさ」という意味ですね。

では、次の問いです。

理想の自分からの質問②…………

「今、選んだ10個のワードの中から、さらに特に大切にしたい価値観を3つ選んでください」

迷うかもしれませんが「本当は心の奥でこれを大切にしていたな」と思えるようなものを3つ選びます。

人は誰でも、いくつかの価値観を持っているものです。ただし、そこには、優先順位も存在します。

たとえば私が選んだ3つの大切な価値観は、「探求、研鑽、美しさ」。これらの価値観を大切にすることで、そこから、「冒険、一体感、自己表現」といった価値観が広がっていきます。

自分の中で上位のものだけが必要で、他のものはいらない、という意味ではありません。価値観の広がりの基軸元となる価値観……これを**「コア・バリュー」**といいます。

理想の自分からの質問③

……「あなたはどんな行動をとってきましたか?」

今までの人生で、あなたはどんな行動をとってきたでしょう?

私が書き出したのは……

「しつこくやってきた」「人のアドバイスに耳を傾けた」「自分の考えを持って動いてきた」「たくさん自分を責めてきた」「たくさん自分を変えてきた」「たくさん人と関わってきた」「自分を何とか高みに上げてきた」「たくさん負けてきた」「新しい世界に飛び込んできた」「今までの自分にはできないことに挑戦してきた」。

さあ、みなさんはどんなことをしてきたでしょう？　どんなことでもいいので8個以上は書いてみましょう。

ネガティブなものでも構いません。ただし、それはポジティブな言い方にも変えられるはずです。たとえば「たくさん悩んできたな」なんてことでも「自分と向かい合ってきた」と言えるし、「たくさん失敗してきたな」なんてことも「いろいろ難しいことにチャレンジしてきたな」と言えます。

「なぜ自分がそうしてきたのか？」を、よーく考えてみましょう。

さらに、ここで書かれたあなたの答えをじっくり見ながら、最後の質問です。

理想の自分からの質問④

「あなたの人生を通して磨かれてきた、あなたの『強み』は何ですか？
3つ挙げてください」

…………

質問③で書かれたあなたの答え……実はそこに、あなたの強みがあるのです。
第4章の「うっかりできること」「イライラすること」から見えた強みを参考にしても構いません。

私がこの答えを見ながら導き出した強みは、次の3つ。
「磨く力」「自分を変えていく力」「飛び込む力」
「磨かれてきたなあ」「自分を変えてきたなあ」「なんか、いろんなことに飛び込んできたなあ」……そう感じて、そこに「力」とつければ、それが「強み」になるのです。

自分史上最高のあなたと出会うために

「コアバリュー」＝あなたのエネルギーの源泉
「強み」＝あなたが磨いてきた武器。

この2つを組み合わせたあなたが、あなたの「本当の私」「あるべき姿」です。

そしてあなたはエネルギーの源泉と武器を携えた「覚悟」の人になります。

自分の可能性を最大化し、「圧倒的な挑戦」をしていく自分。それのみならず、周りの人にも自分の可能性を最大化させる〝環境〟をつくり出せる人です。

ここで、あなたが思い描き、ここまで伴走してくれた「理想の自分」について考えてみてください。

「コアバリュー」と「強み」を持った本当の私……。それはひょっとしたら、あなたの「理想の自分」と同じではないですか？

「ちょっと違う」と思う人もいるかもしれません。

しかしそれは、〝本当の〟理想の自分が見つかった、ということ。

なぜなら、コアバリューと強みを持った自分の姿は、これまでの自己対話の中から生まれてきたものだからです。

そう、「理想の自分」は、空想上の憧れの存在ではありません。

もうあなたの中にいたのです！

本当の私

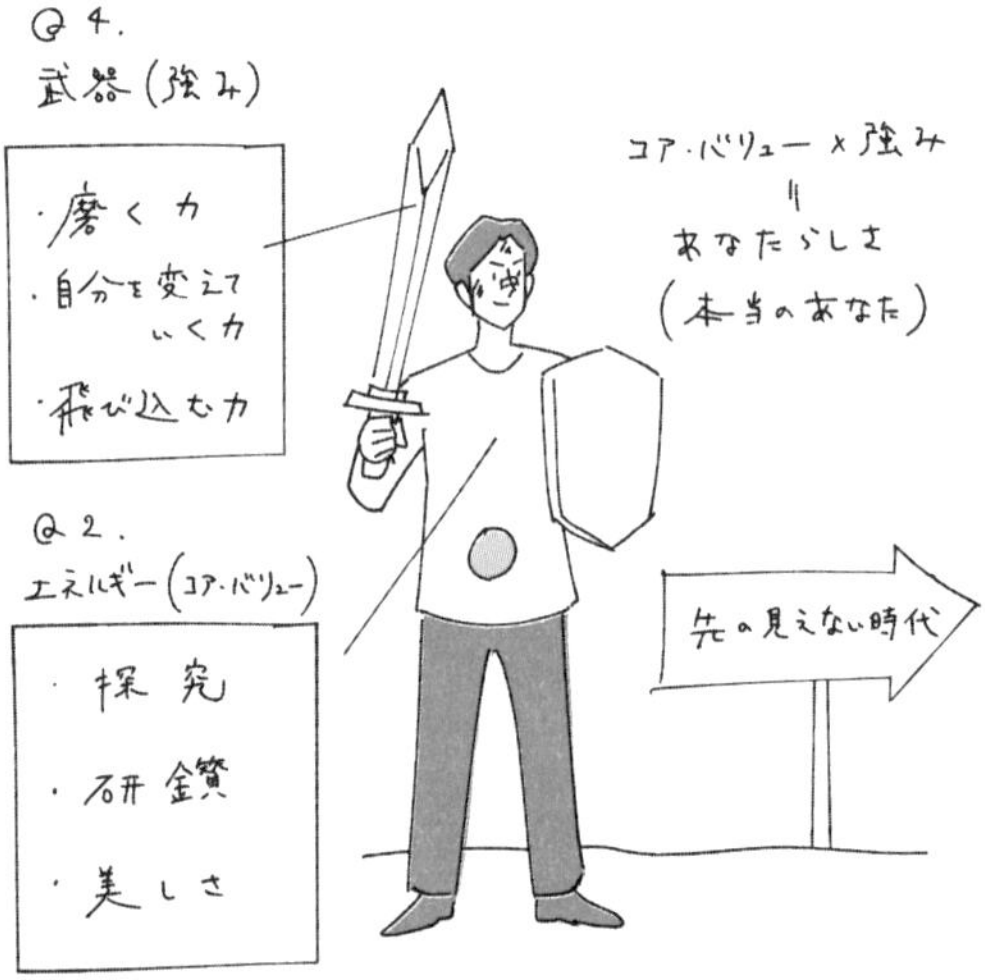
Q4.
武器(強み)
・磨く力
・自分を変えていく力
・飛び込む力
Q2.
エネルギー(コア・バリュー)
・探究
・研鑽
・美しさ
コア・バリュー×強み
॥
あなたらしさ
(本当のあなた)
先の見えない時代

勇気を与える存在になる

「本当の自分で生きたい」

「本当の自分の力を発揮したい！」

そう願い、あなたは自分と向き合い、ここまで来ました。

心を鍛えて覚悟が伴ったあなたは、その「本当の自分」をどのように使っていくべきなのでしょう。


この問いの答えは、この本のタイトルにあります。


「不安が覚悟に変わる」

先の見えない世の中……多くの人が不安とともに暮らしています。だからこそ、次はあなたが、不安を感じている人に勇気を与える存在になってほしいのです。

人はどんな人から勇気を与えられるのでしょうか？

「好きなように生きている人」ではありません。羨ましがられるかもしれませんが、その人を見て勇気が湧いてくるわけではありません。

どんな状況でも、どんな環境でも「本当の自分」で立ち向かっていく姿、その姿に人は、心打たれ勇気づけられるのです。

2021年の夏、日本でパラリンピックが開かれました。そのとき、多くの人が勇気づけられました。その理由は、まさに、選手たちが、どんな状況、どんな環境であろうとも、「本当の自分（強み×価値観）」で勝負している姿に胸を打たれたからではないでしょうか？

「確かにそうかもしれないけど、まだ私は、覚悟が本当にできたわけではありません……」

あなたは、そう思うかもしれません。それでいいのです。

まだそこまでの覚悟はできていない。でも、怖がりながらも「本当の自分」で前に進むのです。

その生き方こそが、これからの時代に必要な生き方であり、その姿こそが周囲の人を勇気づけるのです。

あなたの覚悟を磨いていきましょう。

あなたのペースでよいのです。

自分のために。そして、誰かのために。

第5章まとめ

- 「理想の自分」で自分を攻撃している人が多い。
→「理想の自分」を「今の自分」の味方につける。
- 自尊心がある人は、自分を「すごい人」とも「ダメなヤツ」とも思っていない。
- 「理想の自分」が「今の自分」の気持ちに寄り添うことで不安が安心に変わる。
- 能力や成果でなく、自分の価値観を「よりどころ」にすると根拠のない自信が持てる。
- 困難な状況でも前に進んだ経験を呼び起こすことで自分の中の勇気を取り戻せる。
- 「覚悟」とは「本当の自分」で未来に挑むその姿のことを指す。
- 「本当の自分」で挑む姿に、人は勇気づけられる。

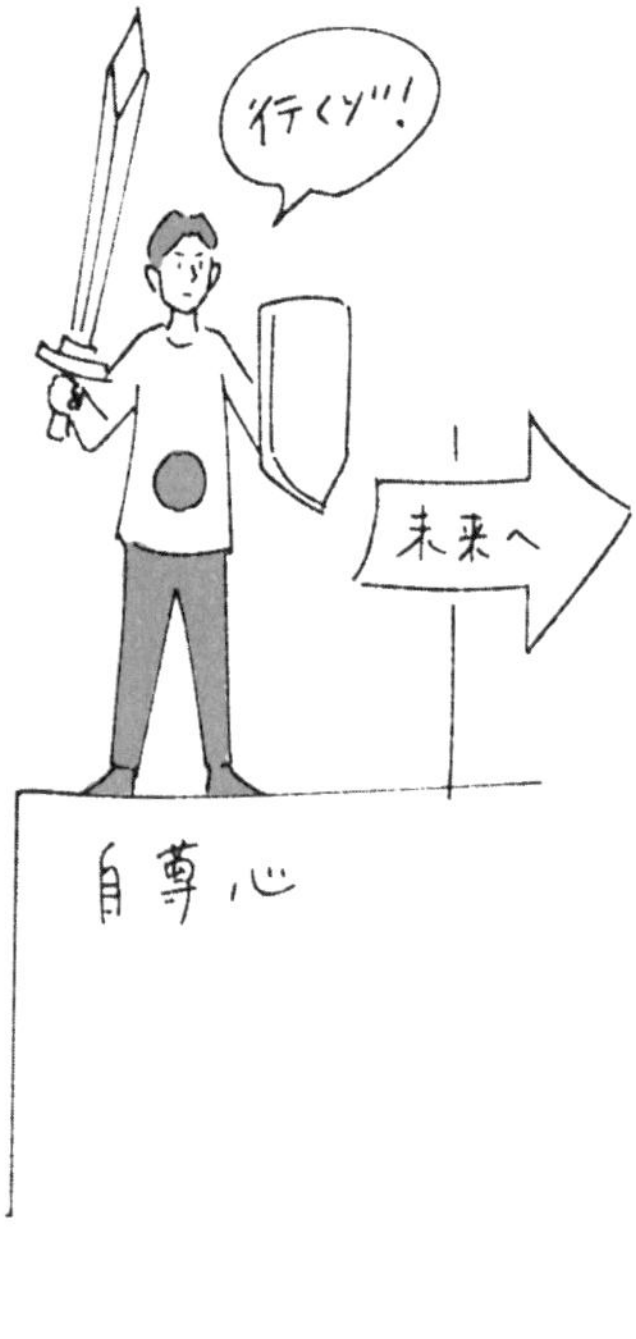
行くゾ!!
未来へ
自尊心

おわりに

先日、家の整理をしていたら「私の弱み」と書かれた古いノートが出てきました。どうやら若いときに私が書き殴ったもののようです。

何を書いたのだろう？

興味津々、読んでみました。

ちょっと面白かったので、内容の一部を紹介しますね。

1）個性が弱い

私は個性が弱い……。突き抜けているものがない。尖っている人に憧れるのに尖っているところがない。そのくせ、目立ちたいのに目立とうとするのが嫌。格好をつけている場所がカッコ悪い。

2）熱中するものがない

やり始めたことの成果が表れてくると、現状に満足できなくなり、すぐに新しい挑戦を始める。結局何が好きなのか明確にならない。何か1つのことに熱中している人を見ると嫉妬する。嫉妬する暇があるなら何でもいいのでやればいい！

3）価値をつくれないヤツは価値がない！

小さい頃から自信満々でやってきたつもりだったが、深いところではいつも自信がなかった。そこで、相手に価値を提供し……（まだまだたくさんあるのですが、これくらいにしましょう）。

このノートを読み終えたとき、当時、感じていた気持ちを思い出すと同時に、悩んでいた自分を少し愛しくも思えました。何かを探し、何かを追い求め、頑張っていたんだなと。

そして、今の私が、当時の私にアドバイスするなら、大きな愛を持って次の2つを伝えたいと思いました。

❶ あきらめていないから、あなたは悩んでいる。それは素晴らしいこと。

❷ 少しだけ、意識が自分に向きすぎているから、「誰かのために自分を強くしよう」というマインドを持ってほしい。

実は、これは今でも私が自己対話をするときに意識していることでもあります。

ここまで読み進めてくれたあなたにとっても、良いアドバイスになるといいのですが……。

そんな私は今では、経営者の方を中心にコーチング支援を行っています。

そこでは、力強く人生とビジネスを前進させるために自分との向き合い方を学んでもらっています。

自分との向き合い方というのは、葛藤との向き合い方、挫折との向き合い方、不安との向き合い方、失望との向き合い方です。

自分とどう向き合うのか、これは自分の人生をどう生きるのかということと同じことです。

そして自分との向き合い方が深まると、周囲の人との向き合い方、時代との向き合い方、起きているすべてのこととの向き合い方が深まり、人生そのものが飛躍していきます。

本書では、自分に何かが欠けている感覚のことを「偽りの私」と呼んでいます。「自分には穴が空いている。だからそれを人からの評価や能力で埋めないといけない」と無意識のうちに必死になっている。このとき、大切なのは、「穴を埋めようと必死になっている自分」に気づくことなのです。そしてその「偽りの自分」から脱出して、そのうえで「本来の自分」に戻っていくのです。

でも多くの人は自分と本気で向き合おうとしません。目を背けたい。自分の嫌なところは見たくない。私でなく、相手が、上司が、社会が変わればいいんだ！　つい、そう思ってしまいます。

でも、あなたはこの本を手にし、ここまで読み進めた。自分とちゃんと向き合おうとしている人なのです。

その誇りを胸に、自分と向き合い、現実と向き合い、しっかりと自分の人生を前に進めていってください。


そしてもし、不安が膨らんできたら「偽りの私」に戻っているサイン。

心配することはありません。また本書に立ち返ってください。

「もう絶対に、不安にならない！」より、不安になっても立ち返るところがある人のほうが強いのです。


同時に、あなたの中で生まれた「覚悟」を育てていきましょう。

「本当の自分として、前に進む勇気を持つ」

そのための小さな一歩をスタートさせることが大きな鍵です。

そこで、あなたに「実践の場」を用意しました。
『心を鍛える7日間実践プログラム』

237ページにある二次元コードより登録していただくと、読者の方のために特別に用意した「3分間のメンタル・トレーニング」がメールで7日間、届きます。わずかな時間で簡単に取り組める効果的なミッションです。

私の主催している「インナーダイビング®」会員限定の45日間メントレ・ミッションのエッセンスを凝縮した読者限定プログラム。

この「メントレ・ミッション」を実践するたびに、あなたは、行動力がつき、前進していく自分を感じていくことでしょう。

「本当の自分」で前に進んでいきたい方は、ぜひ挑戦してみてください。私がコーチとして伴走します。

あなたの不安が覚悟に変わる瞬間を待っている人がいます。
それはあなたが今まで出会った人たち。また、これから出会う人たち。
そして、何よりも「あなた自身」がそれを待ち望んでいるはずです。

秋山ジョー賢司

読者限定

『心を鍛える7日間実践プログラム』

秋山ジョー賢司が、本書読者のためだけに特別に用意した
「3分間のメンタルトレーニング」です。
下記二次元コードを読み取り、お申し込みください。

▼

https://joe-akiyama.com/special001/

※本特典は、予告なく終了することがあります。ご了承ください。

不安が覚悟に変わる　心を鍛える技術

発行日　2021年11月20日　第1刷
2022年 2 月10日　第2刷

Author　秋山ジョー賢司

Illustrator　髙栁浩太郎
Book Designer　山之口正和＋沢田幸平（OKIKATA）

Publication　株式会社ディスカヴァー・トゥエンティワン
〒102-0093　東京都千代田区平河町2-16-1 平河町森タワー11F
TEL　03-3237-8321（代表）03-3237-8345（営業）
FAX　03-3237-8323
https://d21.co.jp/

Publisher　谷口奈緒美
Editor　元木優子（編集協力:CKプロダクション株式会社）

Store Sales Company
安永智洋　伊東佑真　榊原僚　佐藤昌幸　古矢薫　青木翔平　青木涼馬
井筒浩　小田木もも　越智佳南子　小山怜那　川本寛子　佐竹祐哉
佐藤淳基　佐々木玲奈　副島杏南　高橋雛乃　滝口景太郎　竹内大貴
辰巳佳衣　津野主揮　野村美空　羽地夕夏　廣内悠理　松ノ下直輝
宮田有利子　山中麻吏　井澤徳子　石橋佐知子　伊藤香　葛目美枝子
鈴木洋子　畑野衣見　藤井多穂子　町田加奈子

EPublishing Company
三輪真也　小田孝文　飯田智樹　川島理　中島俊平　磯部隆　大崎双葉
岡本雄太郎　越野志絵良　斎藤悠人　庄司知世　中西花　西川なつか
野﨑竜海　野中保奈美　三角真穂　八木眸　高原未来子　中澤泰宏
伊藤由美　蛯原華恵　俵敬子

Product Company
大山聡子　大竹朝子　小関勝則　千葉正幸　原典宏　藤田浩芳　榎本明日香
倉田華　志摩麻衣　舘瑞恵　橋本莉奈　牧野類　三谷祐一　元木優子
安永姫菜　渡辺基志　小石亜季

Business Solution Company
蛯原昇　早水真吾　志摩晃司　野村美紀　林秀樹　南健一　村尾純司
藤井かおり

Corporate Design Group
塩川和真　森谷真一　大星多聞　堀部直人　井上竜之介　王廳　奥田千晶
佐藤サラ圭　杉田彰子　田中亜紀　福永友紀　山田諭志　池田望　石光まゆ子
齋藤朋子　福田章平　丸山香織　宮崎陽子　阿知波淳平　伊藤花笑　伊藤沙恵
岩城萌花　岩淵瞭　内堀瑞穂　遠藤文香　王玮祎　大野真里菜　大場美範
小田日和　加藤沙葵　金子瑞実　河北美汐　吉川由莉　菊地美恵　工藤奈津子
黒野有花　小林雅治　坂上めぐみ　佐瀬遥香　鈴木あさひ　関紗也乃
高田彩菜　瀧山響子　田澤愛実　田中真悠　田山礼真　玉井里奈　鶴岡蒼也
道玄萌　富永啓　中島魁星　永田健太　夏山千穂　原千晶　平池輝　日吉理咲
星明里　峯岸美有

Proofreader　文字工房燦光
DTP　株式会社RUHIA
Printing　大日本印刷株式会社

ISBN978-4-7993-2791-3